The non-profit institutions are human-change agents.

Their product is a cured patient, a child that learns,

a young man or woman grown into a self-respecting adult;

a changed human life altogether.

—— Peter F. Drucker

非營利機構是「改變生命的地方」。

它的「產物」是治癒的病人，學到東西的小孩，

青少年成為自尊自重的大人；

使得人生因而不一樣。

—— 彼得・杜拉克

改變生命的故事

三十過往，只是序章

黃達夫醫學教育促進基金會 著

李國芬、丘美珍 整理

改變生命的故事

目錄

第二章　療癒是同心的行動　083

三十過往，只是序章
——為生命創造改變

侯文詠

　　黃院長來電的語氣客氣而懇切，他是這樣開始的：「我一直在想，和信醫院成立到現在三十年了，這個醫院到底還有沒有存在的價值？」黃院長是醫界大老也是長輩，這樣的開場白，對我來說，當然是有點摸不著頭緒。接著他又說：「當年你曾經 interview 過我，我的理念我相信當時應有通過你的測試。」聽他這樣說，我更是一頭霧水。

　　我之所以認識黃院長是在二十多年前，那時他以《用心聆聽》這本書作者的身分，接受了我主持的廣播節目，二個小時的訪談。當時我們暢談了他對醫學的理念以及堅持。後來我離開了醫界，成為專職作家，出版了《白色巨塔》這本小說。或許因為這些因緣，我被黃院長邀請擔任黃達夫醫學教育促進基金會的董事。二十多年來，透過基金會的運作，我參與了黃院長對於他所堅信的理念的投

入，從送醫學生出國實習、醫學人文書籍的出版、國際學者座談、交流、臺東醫療的支援、New School 成立……擁有了近乎搖滾區的席位與一手觀察。

以他如此的付出，問出這樣的問題，就算是謙遜、客氣，也說不通。最後，院長終於提出他寫篇文章的邀請：「和信已經三十年了，這是一本病人、員工一起完成的書，你可不可以幫我們看看，這樣的努力是不是還能夠通過你的標準，還有沒有繼續存在下去的價值。」

寫序、導讀書，對我來說都還算是駕輕就熟的事。不過這篇文章，卻讓我頭痛很久。與其說是我被邀請的一篇感想，還不如說是一個嚴肅的問題。超級不好作答。

關愛生命是不需要條件的

「以病人為中心的醫療」、「用心聆聽病人」、「創造生命的改變」……二、三十年前從黃院長那裡聽到時，老實說，已經不算新鮮了。奇怪的是，或許太過老生常談了，這些一天到晚被掛在長官嘴邊的所謂「理念」，在我們這些第一線醫療人員的心目中，變成了一種星星似的存在——雖說值得仰望，但在當時以「治癒病人」為目標的醫療體

系中，似乎是一種不可能、也沒有真正想要企及的遠方。

我記得有位老師私下曾跟我說：「侯醫師，我們以前學的那一套就是把病人醫好，如果時代變成還要跟病人撒嬌，我實在做不來。」

從某個角度來說，這位老師多少代表了那個年代一位「好」醫師的自我要求與標準。我差不多也就在這樣的氛圍中，完成了我住院醫師的訓練。升任主治醫師之後，除了手術麻醉外，我還負責腫瘤病房末期癌症病人的疼痛控制。或許是面對癌症末期病人的經驗有限，一走進病房，碰到哭泣的病人，我總是覺得進退維谷——安慰病人的謊話說不出口，說實話又不知如何安慰病人。

或許受到黃院長《用心聆聽》的影響——雖不確定這樣做真能解決問題，但我嚴格自我要求，再碰到病人哭泣，一定要坐下來聆聽，直到病人情緒恢復。讓我衝擊最大的一次經驗，發生在下定決心之後不久。就我在病床旁坐下來之後，一位修女隨後走進來，也在我身旁坐下，為病人輕聲禱告。病人自顧啜泣，我別無選擇。除了啜泣聲外，病房很安靜，誰也沒多說話。修女愈禱告愈專注，但我卻如坐針氈。隨著時間過往，一個巨大的疑惑在我內心產生：「我擁有知識、技術，甚至整個醫院的醫療資源，為

什麼我內在的信念與安定感，卻讓我不如一位什麼都沒有的修女？」

　　那事件給我很深刻的衝擊，讓我有機會重新檢視一些過去不曾想過的事情，我開始想：修女與我最大的差別在於設定的目標不同。一位醫療人員的目標，如果只是狹窄地設定在「治癒」病人，當病人無法治癒時，醫療就失去了存在的價值。反觀修女，因為她所定義的存在的目標正是關愛生命，而關愛生命是不需要條件的。

　　我有點被我當時體會到的道理震懾了。原來我們的價值觀決定了我們關心的範圍，關心的範圍決定了視野，視野又決定了能力。嚴格來說，我之所以感到不安，其實在於，做為一名以「治癒病人」為目標的醫師，面對一位哭泣的癌末病人，我的能力其實是不足夠的。

醫療的價值在於「生命的改變」

　　「治癒病人」當然是醫療最重要的使命之一。問題是，如果只有「治癒」病人才能定義我們的成功，面對死神，早晚我們都要面臨失敗的。一份注定失敗的工作，如何讓自己長久安身立命呢？

　　如果不想這些，就讓工作就只是工作，用卓越、榮耀、升等、財富這些競爭的指標來取代「治癒病人」行得通嗎？光是追求更多的論文發表、更高的治癒成功率、更快的升等、更大的收入……這些真能成為支持我們一輩子從事醫療工作的動力？

　　做為癌末病人的照護醫師的過程中，我有很多的機會跟病人聊天，理解病人的想法。隔著護理站，你會發現內外是截然不同的兩個世界。護理站裡，病人在乎的是親密關係、意義，沒有例外。護理站外的現實世界正好相反，大家寧可犧牲病人在乎的，而去競爭研究資源的大小、論文的多少、升等的快慢，名氣、聲望、門診病人數……進進出出護理站，荒謬的感覺排山倒海而來。如果將來我們都得面臨癌末病人所面對的一切，在乎一樣的東西，為什麼現在，我們卻浪費大把的時間，追求著完全相反的事情？

　　如果做不到忽略、遺忘，一定要追根究柢下去——病人也好，醫事人員也好，最終每個人還是得回來問自己，追問那些最本質的問題：我的生命中最重要的是什麼？別無選擇。就如同黃院長〈攀登生命中的第二座山〉裡面所寫的：

　　何謂成功？但我想反問的是，人生是以滿足個人慾望為目標，還是以幫助他人做為衡量的尺標？請大家想想，人生的終極幸福如何定義？你們都已經達到了嗎？還是正在朝著那個目標前進？

　　正因為幸福的感覺只有自己知道，因此如果不能清楚地回答這些問題，並且投入時間，幸福如何從天降臨呢？在別的行業麻痺或忽略，或許是相對容易的，但醫療這份工作逼得每個人不得不時時刻刻思考，生命最終的幸福，到底來自「自私自利」，或者「自利利他」？

　　如果不是四、五百位癌末病人一而再、再而三用他們的生命，讓我有機會反省自己生命的價值觀，我自己或許沒能力擺脫整個教育體系、以及社會期望所加諸在我身上的價值觀，更不可能在那之後的許多生命的關鍵時刻，做出更多勇敢與堅定的選擇。回頭看，那幾年的癌末病人照護，受益最多、改變最大的反而是我自己。

　　因此，當我們說醫療的價值在於「生命的改變」時，這些改變，除了病人或家屬的生命外，更重要的受益者，其實反而是照護者本身。

往對的方向繼續努力

所以，黃院長幾十年來所堅持的醫療改革（或說，改變），在我看來，並不是因為過去的醫事人員做錯或不夠努力，需要責備。而是，重新定義醫療目標，讓這個目標更符合所有人的需求。試圖透過這樣的理念的落實，創造出不同以往的醫療環境與文化，看看這樣的做法，能不能讓身處其中所有的生命發生改變、得到更大的幸福。

因此，當黃院長問：「這樣的努力是不是能夠通過你的標準」時，我完全可以理解那是用現在的成果對比初衷時，所發出的一個嚴格、認真的問題——當然，測試和信醫院能不能通過某種標準，我絕對是沒有資格說三道四的。不過，我倒是建議大家可以試著用讀「臨床試驗」解盲報告的角度，來理解這些成果，是否符合了當初為生命創造改變、創造幸福的假設？

或許一開始，我們有的只是理念。但三十年下來，發生了這麼多來自醫事人員、病人、家屬、醫學生，扎扎實實的生命故事。有感激、追憶、有教學，更有從懷疑到相信的歷程……整本書處處真情流露、令人動容。

一念之善激發了更多善念，更多善念激發更多改變，

帶來更大的力量。雖然這些只是三十年和信醫院很小的片段，但這些心情是否呈現了某種情境，呼應了黃院長所主張的理念，能不能通過所謂的「標準」，相信大家應該不難找出答案。

這些年來，不管是癌症治療、手術的方式，都已經有了天翻地覆的改變與進步。但這些在醫療現場經年累月持續的疑惑、困頓——答案明明就在這些一聽再聽的觀念裡，為什麼到現在，觀念仍然還是觀念，理想仍然還是理想？

原因無他，所謂的「to see is to believe」，人是陷在自己慣性裡的動物。關於信念與價值所能成就的美好世界，對於不曾感受過的人來說，無論如何是無法想像。必須有見識過幸福是什麼模樣的開創者，堅定地相信這個價值，長期付出、熱情奉獻，才有許多沒見過的人願意真心追隨，一起努力對抗慣性，讓理念落實成真實的環境，在這之後，更美好的世界才能被看見、感受到。或許也只有那樣，後續更多的相信和更大的改變才有可能。

距離院長的理想在臺灣全面落實，還有很長的路要走。但如沒有院長以及醫院同仁三十年來的努力，我們或許連做夢的能力都沒有。如果一定要問：「這個醫院到底還

有沒有存在的價值?」這樣的展望或許是我對它最珍惜也最期待的。

我相信,如果我們自身可以因為實踐這樣的信念,生命因此得到改變,那麼,只要往對的方向繼續努力,病人、家屬、甚至整個醫療體系、社會,就沒有道理不會改變。

仁心仁術在和信
—— 我與和信醫院的緣分

嚴長壽

　　大多數朋友認識和信醫院與黃院長，可能都是因為看診治療的病醫關係，我，也不例外。和信醫院成立於 1990年，當時是向臺北仁愛醫院借用了兩個樓層，做為臨時診療的處所。如今一轉眼三十年過去了，寄人籬下的臨時醫療中心，如今已成為最專業的癌症治療醫院、醫界典範，不斷正面影響著臺灣整個醫療環境。

　　1991 年，我的岳父在一次身體檢查中，發現罹患攝護腺癌，而且已經擴散到了肝臟、骨骼與其他器官，問診了各大醫院，大概得到的答覆都是可能僅有半年左右的時間了。

　　當時透過朋友，聽說有一位從美國回來的醫師，是癌症這方面的權威，成立了一所專門針對癌症治療的醫療中心，於是，我就帶著岳父前往求診。這就是我與黃院長及

和信第一次的接觸，也開始了一直到今日超過三十年深厚的緣分。

當時的和信，是傍人門戶的臨時院所，當然在設備環境上，無法與今日和信相比。但即便是在那個時候，雖然硬體設施不盡完善理想，但我們已經清楚感受到有一種迥異於當時臺灣其他醫院的文化，正在成形當中。和信創院時，黃院長推舉當時在臺灣眾望所歸的醫界典範宋瑞樓教授，擔任首任院長，自己擔任執行長，負責推動院務及建立制度。

一所令人感動的醫院

我的岳父就在黃院長與和信團隊的悉心治療照顧下，延續了一段有品質的生活。這六年間，岳父甚至到我當時管理的亞都飯店跨國經營旅館的城市溫哥華，與家人度過了相當一段美好的時光。

直至 1997 年，就是和信醫院都已完成了自己院區的搬遷，岳父最後是在和信現在的院區安然離開，前後大約六年。這過程深深地感動了我，即便在其他醫院都做出病人時日無多的判斷，黃院長與和信團隊仍然用心努力，結合

了最新最合適於病人的醫療方式，有品質的讓病人走完人生最後的旅程，而不是僅僅延長生命。

個人一輩子從事的是「服務業」，特別對於人性化的服務深有感覺，也因此對和信這種有別於其他醫院的服務態度，有著極大的肯定。很榮幸數度受邀與和信的醫護夥伴們，分享我在服務業的心得與經驗。還記得當時宋院長、黃院長在我演講結束後，都表達非常認同我對「好的服務」的定義與想法，和信這種視病猶親的醫療方式，完全擺脫了傳統的病醫關係。

搬到新院區後的幾年，個人在與黃院長頻繁接觸中，聽到院長再三表達一個願望，不希望和信獨好，而是希望能夠建立一座大家共好，可以提升臺灣醫療水準與病醫關係的平臺，而我也很榮幸參與了其中討論。終於，在1997-98年間，「黃達夫醫學教育促進基金會」正式成立。

記得當時，基金會在亞都特別舉辦一場募款餐會，其中院長與我分別邀請了許多商界的好友，也廣受大家的支持。恰巧那時候，我也正好出版了我的第一本書《總裁獅子心》，躬逢其盛，我因此能夠把這本書前兩年所有的版稅，全數捐給黃達夫醫學教育促進基金會，而且更進一步，我與內人都建議，基金會就該以黃院長的名字為名。

　　當時，低調的黃院長非常猶豫，但我表示，臺灣的醫界真的需要一個榜樣，而黃院長本人與和信的醫療團隊，就是我心中最好的典範，就像知名的美國建築家及哲學家富勒（Buckminster Fuller）所說：「永遠不要嘗試挑戰既有的體制。改變的最佳途徑，是建立一個新的典範，讓既有的體制衰退。」（You never change things by fighting the existing reality. To change something, build a new model that makes the existing model obsolete.）臺灣醫療界也需要一個模範，用最好的表率，去逐步影響已經行之有年的習慣。而後來我所創辦的「公益平臺文化基金會」，在臺東做教育，輔導觀光產業，其實也就是延續這個想法。

　　做為黃院長的朋友，深知他對於臺灣醫界可說是愛之深、責之切，也因此難免引起外界不必要的解讀。他在國內曾任中華民國癌症醫學會理事長、衛生署國家醫療品質委員會主任委員、財團法人國家衛生研究院醫學教育論壇召集人，及臺灣醫學院評鑑委員會主任委員；在國外也曾任美國癌症學會癌症預防、診斷及治療委員會評議委員及主席，如今仍是美國杜克大學內科教授。無論是持續對醫學政策提出建言、針砭，或是親身參與工作推行，黃院長對於臺灣醫療界整體的提升，都可說是全心全意的投入。

由於我個人一開始工作就是在美系公司服務，所以非常習慣這種就事論事、對事不對人的態度，也因此特別可以體諒黃院長內心的焦慮，而擲地有聲的直言。

三十年如一日持續進步

回顧過去卅一年，黃院長除了始終以身作則，即使今日他仍是每日極早就來到醫院，會議、巡房、參與醫療工作，直至晚上，他本身即是以行動樹立榜樣。

此外，他更運用個人在國際的影響力，透過黃達夫醫學教育促進基金會，結合了許多國內外醫界與社會上具有影響力的賢達，舉辦了許許多多的醫學會議與交流。黃院長的目的絕對不是只為了自己的醫院，而是廣邀臺灣醫界朋友參與，希望可以影響整個臺灣的醫療文化。

除此之外，他還特別邀請賴其萬教授專門到臺灣各地分享。賴教授就好像醫界的傳教士，把醫師與病人間的和諧關係、人性化的醫療態度，散播到臺灣各地。此外，更進一步與遠見天下文化出版公司合作，引進世界上最新最好、與病醫相關的書籍在臺灣出版。為了免除出版社印量上的顧慮，黃達夫醫學教育促進基金會最少都先保證幾千

本的認購,而付梓後,贈與全臺灣的醫院與醫學院,幫助大家在專業與態度上有所提升,至今已先後出版了 41 本。

此外,基金會與美國杜克醫學中心有一項合作計畫,每一年基金會從臺灣挑選優秀的年輕醫師,送往美國杜克醫學中心實習,而黃院長過去的老同事與祕書,還負責幫忙在當地接待照顧這些去實習的醫師。這些來自臺灣不同醫學院的年輕朋友,在為期不長的幾個月實習中,完全沉浸在截然不同的、開放而民主的學習環境。

我記得在這些年輕醫師返臺後的實習心得中,我曾讀到這麼一篇,這位實習醫師在實習過程中跟了一位舉世聞名的大師級教授醫師,在跟著教授醫師巡房後,都會有一場討論會議,探討病人的病情狀況與醫療方式。習慣專心聽講的他,忽然被這位大師級的教授醫師指名詢問:「對於目前這些病人的醫療處置方式,是否有不一樣的見解與想法?」又或是他讀了什麼新的相關醫學研究發表,是教授醫師沒有讀到的,也歡迎他提出交流。

這讓年輕的實習醫師難以置信的、完全顛覆了過去在臺灣傳統的受教經驗,除非身歷其境,否則在單向的教學習慣下,實習醫師很難有勇氣表達自己的想法。

基金會每年送這些醫師出國實習(共八十位學生),黃

院長就是希望讓臺灣下一代的醫師明白，即使是世界級的權威大師，都抱持著虛懷若谷的心，不斷學習更新的醫學知識，醫學進步永遠是日新月異，要做一位能夠跟得上醫學發展趨勢的醫師。

另外一位實習醫師的心得裡寫到：幾個月的實習讓他感慨萬千，原來在臺灣七、八年的醫學教育，教他的是治療病人的醫術，而美國實習的幾個月，教他的卻是身為醫師該有的態度。這些感人的心得報告，正是黃院長煞費苦心，希望提升臺灣醫療品質充滿希望的證明。（注：這些實習醫師的心得報告，請參閱《杜克醫學院的八堂課：好醫師是這樣教出來的》，基金會與天下文化 2013 年合作出版。）

引進國際級教育，為臺灣醫界打開視野

為了提升未來醫學管理人員的專業，基金會與和信醫院更進一步推動了一項「New School」計畫，也得到許多人的支持與鼓勵。黃院長與政治大學合作設置了一個生技醫療經營管理碩士學程，主要是透過黃院長過去的關係，邀請一些世界知名的專家，像是著名 RAND-Health 負責人布魯克（Robert Brook）、美國 FDA 執行副局長夏夫斯廷

（Joshua Sharfstein）、史丹佛醫學院王智弘副教授來臺。這些
大人物在此次疫情之前，都真的是應邀來臺與 New School
學生們分享。除了臺灣，馬來西亞也派人前來就近學習，
一切都是為了培養未來亞洲的醫學領袖，才設立了這麼一
個高階專業人員的培訓班。目前雖然因疫情關係，都改成
線上課程，待疫情結束，一定還會持續走下去。

　　不管是從現有醫學院的制度、海外實習醫師計畫，一
直到最高階醫界領袖，黃院長竭心盡力所做的一切，都是
希望真正把臺灣，甚至亞洲的醫療水準，都能夠提升到更
高的境界。

　　黃院長也很不認同各醫院在設備上的「兵器大戰」，
購買遠超過臺灣真實需求比例的昂貴機器，讓很多原本是
救人治病的設備，變成了健檢營利的器材。這違背了他一
直以來的價值觀。當然，這些論述也或多或少引起同業不
一致的看法。

　　在醫院文化裡，和信醫院有幾個堅持，也是與臺灣現
有醫界很不相同。

　　在和信的醫師同仁是領固定薪資的，而不是依據看診
人數的多少，以業績來決定醫師收入的高低。在診療癌症
這方面，黃院長要求每一位醫師每天看診必須有人數上的

限制，如果超過，他反而質疑，這位醫師有沒有很仔細地了解病人的狀況，作出最正確的判斷。尤其是初診的病人，更是要深入的了解。因此在和信的醫師，都能體會這種精神，所以大家也能用更關懷的態度，對待照顧每一位病人。

今天和信醫院的成功，除了深切了解和信文化的醫師之外，護理人員也是功不可沒。

和信醫院的護理師與病房病人的比例全國最高，是遠遠超過其他醫院的。而且護理人員不論是專業的技術與態度，都達到了最高的水準，這讓和信醫院做到了同類型病症病人住院期間最短，而護理人員的照顧密集度卻是最高，操作標準的落實度也是非常嚴謹。

記得有一次，美國 JCI（Joint Commission International）醫療品質評鑑委員會，來和信醫院做評鑑，其中要求要與董事會成員互動，我以董事身分與 JCI 當時評鑑的主持人達菲博士（Dr. John Duffy）有了一場交流。在據實以告他想了解的問題後，我們開聊間他表示，他很意外在臺灣會有這麼高水準的醫院！而我則請教他，如果把和信醫院與世界其他國家一流醫院相比，大概是什麼等級？他回答我，即使在美國，和信醫院都是歸類在高水準（Upper

Level）的標準。得到如此讚賞，真的是太不容易。

和信醫院一路走過了三十個年頭，我非常高興看到臺灣有這樣的醫院，也由堅持自己的原則的黃院長從一人獨行，到今天已是眾人同行。

很多人都以為和信醫院是所謂的「貴族醫院」，但其實和信醫院 97% 的病人都是健保病人，而自從我成為董事，才發現和信真的是一所沒有私心的醫院。回想當年辜振甫先生與辜濂松先生，認同黃院長的想法，也發現臺灣真的需要這樣的醫院，於是先後捐款二十九億臺幣創建了初期的和信醫院。而後來這三十年，和信醫院靠著自己醫療業務的經營，與肯定醫院價值朋友們的捐款，發展成今天的規模。更難能可貴的是，至今和信醫院所有董事會成員，都是廣邀社會公正人士。兩大家族除了象徵性地各有一位代表，不安插任何其他家族成員，且一直延續到今天，真是非常讓人佩服。

回首細看三十年，和信醫院一路走來的發展史是那麼地艱辛，而今日的和信，已經成功地為臺灣樹立了一種從醫護到教學到董事會，內外一致的醫療文化。相信也只有這種文化，才是真正能讓臺灣擁有最好的醫療健保系統，更得以邁向永續的基石。

第一章

成為病人及家屬的後盾

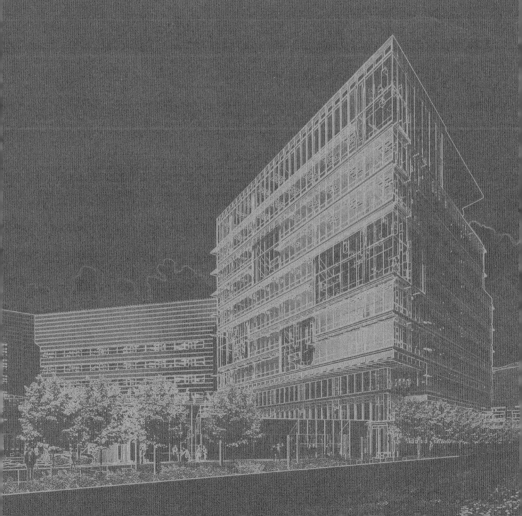

〈Letter 1〉病人家屬來函

醫生說，不論什麼時間，都可以打電話給我

周明玉

❖❖❖❖❖❖❖❖❖❖❖❖❖❖❖❖❖❖❖❖❖❖❖❖❖❖❖❖❖❖❖❖❖❖❖

半年的療程，孩子堅強豁達地面對，

也如他所願，沒有中斷學業。

他頂著光頭出席社團活動，

臺上樂團的電吉他手，

把玩火棍的火舞發表會，

笑容依然，甚至更燦爛自信，

火光炫影好似浴火鳳凰。

❖❖❖❖❖❖❖❖❖❖❖❖❖❖❖❖❖❖❖❖❖❖❖❖❖❖❖❖❖❖❖❖❖❖❖

敬愛的陳榮隆醫師：

　　距離孩子的移植療程已過了一年。這一年無數次的心念，想要提筆寫信給您，總是在心底的脆弱浮現之際放下紙筆，深怕辜負您用心陪伴診療的呵護！

　　2013 年 4 月初孩子轉診到和信，第一次門診，您仔細看完病理分析後，對您眼前還在交大就學的年輕病人說：「不論什麼時間，只要有需要，都可以打電話給我。」離開診間，我孩子手上的手機號碼如同我臉上淚水的溫度，溫暖地承載我們的無助與憂傷。直到此刻，那感動、感恩的淚水還在我的臉上。

　　半年的療程，孩子堅強豁達地面對，也如他所願，沒有中斷學業。他頂著光頭出席社團活動，臺上樂團的電吉他手，把玩火棍的火舞發表會，笑容依然，甚至更燦爛自信，火光炫影好似浴火鳳凰。原本略微靦腆的情性，反而顯得更悠然自在。我們一直確信那是您慈心呵護，以及和信醫院百般用心的醫療團隊給予的安定信心。

　　2018 年，在確診復發，孩子的療程不同以往，化療、移植、放療、標靶藥物治療，比當年複雜許多，唯一不變的，是您的仁心醫德，是六南護理人員的天使心，溫暖一如當年。知性理性的討論療程時，依然有著一雙雙同理我

們焦慮的眼神，耐心聽取我這個媽媽，因為擔憂而混亂記憶，不斷重複提出的問題，沒有絲毫介意敷衍，真誠地陪伴，一次次安定我們，才得以一步步勇敢向前，面對不同的醫療程序。

移植之前，院方安排了各單位到病房訪談，深入了解家庭狀況，說明移植前後的衛教。社工、心理師、藥師輪番造訪，彷彿一場莊嚴盛會的彩排。

每一個過程，孩子和我們都感受到整個醫療團隊，慎重安排的尊重氛圍。雖然繁瑣的過程太多，來不及明白處理的細節，我們有些些跟不上腳步，但每一次您來病房，總願意傾聽我們的焦慮，因著您視病如親的關愛，專業、堅定、井然有序的安排，我們也漸漸地跟上療程步伐，穩定地處置工作與陪病的時序。

因著對您深厚信賴的病醫關係，那個農曆年的除夕，我們一家人非但沒有因為不能回家與家人團聚顯得悲情，反而和從東部遠道而來的另一位病友和他母親，一起到好市多，共享一頓非常特別的除夕餐。餐後一起採買些吃的喝的，給值班的護理師。

還記得當時回到六北病房（過年期間都集中於六北病房），護理人員和我們開心的情緒及言談，實在和兩個年輕

孩子，即將要接受的療程境況有些違和。仔細想來，我們能如此坦然寬心，著實來自對陳醫師您及全體醫療團隊的信任。

記得孩子要進入移植隔離的病房時，衛教護理、營養師、社工人員百般呵護用心。不僅有清楚的文字說明，所有用品必須經過紫外線消毒才能帶進病房，是非常高標準的管控，真的令人感動不已！

記得六南護理師洺賢，會一再一再提醒，帶入病房的東西是否已經消毒過，有一次她還說：「阿姨，對不起！我們管控那麼嚴格，一直嘮叨，請別介意！」我回答說：「我們非常感謝妳們那麼用心守護著！」

還有一次護理師意雯，要為孩子做例行每天換寢具被褥的工作，我想協助，就動手拿起枕頭要換，她馬上阻止我，說：「阿姨，現在不要換，等他進浴室，我們再換，因為換被褥枕套時也會有灰塵，一定要小心。」

當下，我眼眶泛紅哽咽，這樣感性、善良、用心的醫護團隊，對他們自身那份神聖工作的自我要求，真的讓我肅然起敬！

庭瑜已經是位媽媽，她曾經撫慰我，在無人的走道上從旁環著我的肩說：「媽媽要記得吃飯喔！」她看起來知

性、冷靜，卻也幽默風趣，好幾次，都忘了自己是陪病的家屬。陳崢告訴我，轉職來和信，是因為過去的護理工作只能制式地完成護理工作的內容、程序，完全沒有時間和住院病人互動，那不是她想要的工作情況。深夜在開水間，閒聊片刻，這些話，直到今天回憶起來，都還能記得她眼神的篤定與溫柔。

我猜想和信的病房安排，尤其是移植病房，一定有相當用心與貼心的規劃。病房有大片的玻璃，看得到對面遠遠山景與藍天白雲，黎明晨曦破曉曙光陪伴，迎接移植病房每一個新的一天。生命在最嚴峻的時刻，因為院方融入人性的體貼與同理，瀰漫在隔離病房的焦慮氛圍也漸漸消散，取而代之的，是期待光明美好的願景。

孩子曾經因為無法進食，被告知，可能需要鼻胃管輔食。當我轉告陳醫師時，陳醫師的神情出現少有的嚴肅說：「誰說的？不用，我們自己可以吃，不需要鼻胃管。」他的語氣完全像似自家的長輩，呵護著、不捨著！

陳醫師的呵護、疼惜何止如此。不同於其他人，他絕對不是在鞋子外面套上隔離鞋套，而是一定脫下鞋子，再套上鞋套。其實，擦拭得一塵不留的隔離空間裡的地板，襪子外套鞋套走路，是很容易打滑的。聽打掃清潔的阿姨

說，因為這樣，陳醫師曾經在病房區差點滑倒，當時，他反而誇獎著清潔工作人員做得很好。

就是這麼一位慈心醫者，完全沒有專業冷峻淡然的應對，每一次的交集，他基於行醫的專業與經驗，在臨床所展現的判斷，與篤定的醫療措施規劃裡，永遠注入滿滿的尊重，與同理的慈愛，相信那是來自陳醫師個人的人文素養德行。

幾個深夜，發燒的情況，都恰好是小玫值大夜。她熟練的護理流程，非但沒有因駕輕就熟而顯得失溫，她總是輕輕柔柔地問著孩子：「這樣可以嗎？會不會不舒服？」只要我一翻身要起來，她一定阻止我，極其溫柔地說：「阿姨，妳睡，沒關係，我處理就好。」她纖弱的身影，在一身白衣裡分外地美好。每一次見到她，我總希望她能讀到，我臉上流露的感謝之情。

生死交關的時日，經過重新影印、紫外線消毒過的《金剛經》，雖然訴說著生、老、病、死與成、住、壞、空的自然法則，然而，生命的價值與美好，並不因此而被消極以待，因為生命的每一個當下，因緣際會，所流放的溫度與光芒，一如陳醫師，一如六南的美麗天使們，一如在社工室的夏璇，他們所給予的點滴記憶，都豐富著孩子和

我的生命底蘊，帶領我們充滿更多的情意，回應人間紀事。

感謝陳榮隆醫師，您真的好似窗外的曙光，總讓我們忘懷病苦。您在病房內分享遠處山景，試著說述每一個山頭的名字，順著您的指尖向外望去，我們看到希望、見到美好，更聽到您從內在所流露的，無緣大慈的如親之情。

我永遠不會忘記，當孩子白血球指數呈現漂亮的報告時，您幾乎是衝進病房的，聲音難得高亢地說：「志崴，恭喜你，我們可以回到普通病房了！」當時，您興奮喜悅的神情，不亞於身為母親的我。我們何其有幸啊！

如此，本於懸壺濟世，給予病人最全面的照護，相信也是和信的初衷。孩子的療程中，也緣遇蔡玉真醫師，她風趣輕鬆的語吻，把專業的療程術語，說得輕重得宜。病房衛教的談話，門診時間，片刻閒話家常，輕鬆、不拘泥的病醫氣氛，在當時頻頻療程之際，還能讓人如沐春風，真的是很棒的行醫風格，非常感謝蔡醫師。希望她永遠保持一份媽媽的溫暖與優雅！

這封信顯得冗長無序，除了表達身為母親對這份病醫情誼的感謝，更是希望分享與鼓勵住院病人，診療中的病友和家屬，和信醫院的所有醫療團隊的用心，值得您信任

安住。病中就醫的心境，知性理性，聆聽醫師的專業分析之餘，感性地體會，這個善美的醫療生態及人性化的病醫關係與溫度，您一定可以「身苦心安」，安度這個生命課題。由衷敬愛的陳醫師，因為您鼓勵我們：面對、處理、放下、前進。我們關關有您相伴，關關過！

在隔離病房裡，我報名了衛福部與史懷哲基金會合辦「靈性關懷師的培訓課程」，希望將我們在和信醫院這段，被全方位守護的情誼，能有機會回饋到已入高齡化社會的安寧照顧與陪伴。這份中老的人生規劃，完全是您的醫者之心給予啟發。

感謝您，感謝和信全體團隊慈愛的付出與守護！

〈院長回應〉

我們面對的不只是一個人的生命，而是一家人的幸福

黃達夫

從周媽媽的信，我們看到，在任何疾病的治療期間，病人心理都是不安的，能夠讓病人隨時找到醫師，是多麼重要的一件事。

記得三十年前，我們醫院開辦以後，我才發現臺灣的醫療文化，與我之前二十五年在美國的習慣有許多不同的地方。我在美國，給病人電話號碼，是一種習慣的動作。當我建議醫院的同事也這樣做時，居然有醫師跟我說，給病人電話，可能會被懷疑，是要病人送紅包到家裡。

也有醫師說，給病人電話，如果病人有事沒事就來電話，不就影響私人生活了嗎？我就告訴我的同事，我的經驗完全不一樣。當你體貼病人，讓病人感到安心，病人也會體貼你。除非是很緊急的事，絕不會隨便打擾你。老實

說，當病人有事時，能夠很快讓我們知道，而及時處理的話，醫師也會更加安心。

因此，我就請我的同事試試看，萬一被騷擾，我就幫他們換電話號碼。逐漸地，大家就養成習慣了，這應該已經是和信文化了。

和信醫院是為了癌症病人而設立，是為了改變病人的生命而存在。這是我們堅持了三十年，也會繼續努力維護的核心價值：一切以病人的福祉為依歸。

為了達到我們的願景——為每一位病人爭取最高的治療效益；為了完成我們的使命，我們尋找、訓練、培育與呵護優秀的專業人才，希望能為病人提供最先進的實證醫療（以醫學證據將醫療決策最佳化）。

經營大師彼得．杜拉克（Peter Drucker）說，計算非營利公益事業的損益時，要看它「改變了多少生命」！我們可以自傲地說，過去三十年國內不少癌症病人，因為和信醫院的存在，而重新創造了他們的生命。

我們堅信「正確、適時」的醫療不論是對個人、對家庭、對社會而言都是「最經濟」的醫療。我們認為詳實問診、仔細體檢再配合必要的檢驗，可以提高診斷的正確度。經不同專科的醫師們的合作，集思廣益、確定診斷，

共同決定最適當的治療計畫，再經由醫護人員專業的照顧，才能得到最佳的療效，為病人爭取最高的治癒機會。

共築人間至善至美的故事

我和我的夥伴們每天都彼此砥礪，一定要把再小的每一件事都做到盡善盡美。我們的價值觀是對生命的尊重與呵護。首要，是病人健康的恢復，其次是同仁的培育，提升大家的專業能力和人格素質。因為，我們面對的不只是一個人的生命，而是一家人的幸福。

基於這樣的使命感，即使全民健保的給付不敷成本，支付制度的設計是鼓勵做多而不是做好。但是，我們仍然堅持不濫用醫學檢查、不濫開不必要的處方；我們更不會為病人進行不必要的手術。我們努力以最先進的醫學知識與技術，為病人追求最高的治癒率；我們相信，只有「以病人的福祉為依歸」，我們的存在才有意義，也才能和病人與家屬，共築人間至善至美的故事。

病人從被診斷為癌症，一直到密集接受積極治療，我們不斷地檢討、改善我們的照護品質，更新我們的知識，引進最新的技術，來診治我們的病人：包括適當運用微創

手術降低傷害與加速復原，治療期間用心降低化學和放射治療短期的副作用，以及處心積慮去避免長期的後遺症等。

病人好不容易，治療告一段落，病情漸入佳境之後，仍需戰戰兢兢地追蹤病情。這是一段艱辛而漫長的路，病人在治療中會擔心害怕、充滿疑慮。跟隨著病情的發展，病人常要面對不確定性和不同的抉擇，此時更需要有熱忱、有耐心和愛心的醫護人員一路相隨，洞察病人心中的想望，盡力達成病人的心願。

在照顧病人時，我們認為對病人必須一視同仁，負責任地照顧每一位進入這一所醫院的病人，是醫療工作者的職責。所以在醫療費用之外，我們的醫護人員不能接受任何金錢、禮券、貴重物品的贈與。和信醫院更嚴禁醫護人員與病人有任何交易行為。

在診治過程，和信醫院認為病人的參與非常重要，也很尊重病人對醫療的期待；我們會耐心聆聽病人的困難與需求，幫助病人選擇最適合個人需求的治療方案；我們會細心照顧病人，注意病人在生活、體力、功能與心理上的復原，協助病人維持良好的生活品質，一步步走向康復之路。

　　癌症和一般急性病不一樣。癌症病人和醫院、醫師與護理師的關係，經常是恆久的。因此，當我們接待每一位新病人時，我們便是以「要和他與他的家人做一輩子的朋友」的心情來接待他。

治療與照護並重，是療癒的關鍵

　　和信醫院創院至今，治療病人的成績逐年都在進步。也許有人會好奇，我們是如何做到的？

　　我的回答是：第一、要有正確的診斷與精準的治療，最好是在第一時間就掌控全局；第二、要在抗癌路上打勝仗，靠的不只是「治療」（CURE），更重要的是，全程無微不至的照護（CARE）。抗癌之路一不小心，譬如感染，就可能摧毀一路苦心經營的堅固陣線。

　　癌症的早期診斷、正確治療是治癒率高的關鍵。癌症不是急性病，所以，發現罹患癌症時，千萬不要輕易做治療的決定。最好能夠尋求經驗豐富的專業醫療團隊，做「第二意見的諮詢」。先確定診斷的癌症及期別是正確的，再進行治療。

　　選擇就醫場所時，要用心觀察，準備要照顧您的，是

不是一個緊密合作的團隊，該所醫院是否重視感染控制，是否有不過勞又專業的護理人員，能夠在整個醫療的過程，及時察覺病人生命跡象的變化，並做適當的處理，以及全人、全家、全程、全方位照護理念的實踐，都會影響治療結果。

換言之，癌症醫療並不是用同樣的方式治療，就會得到同樣的結果。就像用同樣的食材、同樣的食譜，不同的廚師做出來的菜，不一定一樣好吃的道理一樣。

所以，策略大師麥可・波特（Michael Porter）領導哈佛商學院的研究團隊花了十多年時間，探討、推敲全球各國不同的醫療制度以後，他們認為不論是在哪個國家，都只能培育少數幾個優秀的、能夠妥善處理各種疑難雜症的醫療團隊。像癌症這樣複雜又嚴重的疾病，就必須依賴非常專精的醫療團隊來做診斷與治療，才會得到好的結果。

因此，在波特的著作《醫療革命》（*Redefining Health Care: Creating Value-Based Competition on Results*）一書中說，癌症醫療的提供，不是要普及，而是要專精。所以，癌症病人不應該求方便，而是要小心選擇專精癌症的醫療團隊去接受診療，才可能為自己爭取到最高的存活機會。

〈Letter 2〉病人來函

以前對「視病猶親」感覺有點抽象，但是在他身上我們感受到了

林世鵬

◇◇◇◇◇◇◇◇◇◇◇◇◇◇◇◇◇◇◇◇◇◇◇◇◇◇

即便出院了，依然細膩地為病人設想，

安排中南部認識的醫師，

可以在緊急時，就近照顧。

做到這樣，病人能不感動嗎？

◇◇◇◇◇◇◇◇◇◇◇◇◇◇◇◇◇◇◇◇◇◇◇◇◇◇

敝人這次因食道癌在和信手術治療，過程雖然有些波折，但在醫護團隊合作與悉心照顧之下，已日漸康復。期間主治醫師劉家全，可說盡心又盡力，在颱風過後仍然大

雨傾盆的早上，為病人手術，在暮色蒼茫的術後夜晚，還是不憚其煩地來到病房探視與關心病情。更願意把電話留給病人，隨時可以和他聯絡，雖然笑稱他是「7-Eleven」醫師，全日無休，但卻銘感在心，因為幾人能夠？

每當衷心感激他超乎病人預期的付出，他卻總是淡然地說：「應該的。」即便出院了，依然細膩地為病人設想，安排中南部認識的醫師，可以在緊急時，就近照顧。做到這樣，病人能不感動嗎？以前對「視病猶親」感覺有點抽象，但是在他身上，我們感受到了。

除了令人敬重的劉醫師之外，還要感謝一路陪伴我們的余素英專科護理師，在繁重的工作壓力之下，她卻總是笑臉迎人，把歡樂和信心帶給病人和家屬，為我們加油打氣，做事既有耐心又有責任感。此外，施長慶醫師的專業和沉穩，讓個人手術後的感染，能夠在嚴峻考驗下，獲得治療與控制，而麗華藥師與護理師們的恪盡職守，都要在此表達誠摯的謝意。

這是一次感動的醫療，和信的核心價值與願景，已然形塑了優質的團隊和醫院的人文素養，同時彰顯了助人的價值，以及醫療的風範。

〈院長回信〉

提供病人更貼心、更周延的照護

林世鵬先生：

您好！非常感謝您的鼓舞與支持。You make my day.

在醫院開辦多年後的今天，我知道我們醫院裡大多數的醫護及行政同仁都認同「以病人為中心」的理念，並且認真地付諸行動，令我感到欣慰。

然而，我也知道，我們永遠有改善的空間，因此，醫院裡每星期都有例行的研討會，檢討我們的缺失，希望藉著持續的改進，能夠提供病人更貼心、更周延的照護。

我已將您的來信複製給您提到的多位同仁，以資鼓勵。謝謝您！

敬祝 平安順利

黃達夫

〈護理部回應〉

合宜護病比，全責照護守護病人

許麗珠

（護理部主任）

　　創院以來，和信醫院採取全責照護（Total Care）的護理模式照顧我們的病人。為了回應癌症病人的實際護理照顧需求，我們依照住院病人入院目的及不同的嚴重度，分析所需的護理照護工時，至今已完成四次調查統計分析。

　　結果證實，我們的護理直接照護工時每二十四小時中，分配給每一位病人照護達到四個小時，以這樣的工時換算人力，平均一位護理人員照護五位病人是合宜的護病比，這樣才能確保病人照護品質與安全。

　　根據 2015 年全民健康保險特約醫院於 VPN（健保資訊網服務平臺）登錄之月份「護病比」統計表，相較其他醫院癌症病人照護，和信醫院的護理人力是最充足的，名列第一。和信醫院的護理服務一直深獲病人及家屬的讚許，充

足的護理人力自然有直接的關係。

和信醫院自創院以來，就採用全責照護模式，是在白班及小夜班，以一位護理人員照護五位病人，大夜班一位護理人員照護八位病人。護理部很認真地建立與修正院內的資料，因此，我們有充分的統計數據，來支持目前和信醫院護病比的合宜性。

以充足人力和用心，維護照護品質

合宜護病比，絕對是良好護理照護品質的重要因素，為什麼？

如果每位護理師，照顧病人數愈多，分配給每位病人的照護時間，就會愈少，也降低了可以早期偵測問題的機會，以及儘早處理問題的時間。因此，在國外大型研究已經證實，護理師每增加一位照顧病人數，將影響住院病人的死亡率上升 7％，發生院內感染率的風險如泌尿道感染、肺部感染……也會顯著增加。因此，我認為不僅是醫療團隊或醫療機構負責人都必須重視此問題，身為病人及家屬更應正視自己是否被適切的護理人力所照顧。

「護病比」不是用喊價而來的，每家醫院都應確實量

測不同特性病人所需要的直接照護時間，來確立醫院合宜的護病比。更重要的是，管理者必須從照護結果，去檢視照護品質指標的達成狀況、去評價與檢測人力配置的適切性，並能因情況做必要之調整。如此，才能確實維護病人安全和照護品質。

有人會說，我們是癌症專科醫院，病人特別需要護理的照護，「護病比」才需要高；然而，在臺灣其他醫院，很多也設有癌症中心，與同樣癌症專科病房相較，和信醫院的「護病比」仍是最高，我們的護病比數據，確實令國內其他許多醫院的護理同伴極為羨慕；關於這點，真的非常感謝黃達夫院長及院內各科部室，對護理人力配置的認同與支持。和信醫院可以做為臺灣癌症護理的代言，我們聘用充足的護理人員，雖然相對的人事成本也會增加，但病人卻得到安全的保障與迅速的康復。

護理人力只是照護品質的條件之一，護理專業的心，才是左右整個照護品質的重要關鍵。和信醫院倡導「以病人為中心」的理念，要在日常照護過程中，落實這句話，非常艱難不易，沒有發自於心，絕難做到。

為朝這個目標前進，我們培訓護理人員時，會在幾個方向努力：

第一、在人文方面，培養護理同仁關心「人」，與病人感同深受的情懷。我們進行很多人文的教育訓練，包括特殊病例的討論；觀看病人生命故事相關影片，彼此分享，讓護理人員深入其境，感同身受。這幾年，從許多病人的回饋與讚許，我們已經看到了成果。而病人的回饋，也讓護理人員體會到護理工作的價值，而形成善的循環。

第二、讓護理人員承擔照護品質的責任。在我們和信醫院，護理主管與護理師之間是夥伴關係，我常與護理師說：護理主管的責任就是好好的照顧你們，營造一個良好的、友善的執業環境，讓你們有舞臺，發揮專業角色；而你們的責任，就是要好好照顧病人，所以必須承擔起病人照護品質的責任。

第三、將各單位的照護品質，是變好或變壞之結果，都回饋給護理人員。譬如說，有個單位，這陣子病人跌倒有增加，她們會去討論，怎麼樣去減少病人跌倒，努力改善之後，成果也直接讓他們看到。

又如病人發生壓瘡案例，如果是在入院二十四小時內通報，屬於院外帶入，需努力思考，怎麼樣讓傷口面積降低、癒合增高。如果是住院二十四小時以後發生，表示是在和信醫院產生，他們會去討論如何做，才能降低院內壓

瘡的發生率。這種照護責任，我們都交給臨床護理師去承擔與共同思考，讓他們有責任感，因此，護理人員就會在意這些品質指標。讓他們看到自己努力的成果，更有自我內在的激勵效用，而不是一個口令一個動作。

護理訓練──凡事都要求依循SOP

已經具有在外院工作經驗的新進護理師，剛到我們醫院時，常需經歷較辛苦的適應過程，大家共同的反應意見都說，我們的要求比較嚴格，凡事都要求依循SOP（標準作業程序）。

舉一個最簡單的例子，和信醫院給藥的SOP，要求護理師必須協助病人調整好服藥姿勢，並且看到病人服藥，如果病人暫時不想吃藥，或是病人睡覺中，護理師必須將藥帶回護理站的病人藥盒中。因此，在和信醫院，護理師單單「給藥」一個動作，就要花掉很多時間，可能要往返病房數次，才能完成。

為了確保護理師給病人吃藥能落實SOP，護理部助理主任和我，會不定期訪談住院病人，詢問病人如果不想吃藥，護理師都怎麼處理？抽查結果是，護理師絕不會把藥

放在床旁。這表示我的同事真的很重視這件事，我們很感欣慰。

此外，在病人辨識上，我們要求「雙重辨識」：請問病人的姓名及出生年月日，由病人直接口述。為求落實這件事，我們花了很多時間。在早期，推行此項作業標準時，有些同事為了省事，會說：「某某先生，你的出生年月日是……」，以為這樣就算 OK。但因為在臺灣，同名同姓的人太多了，或有時病人不一定認真在聽，隨便說「是」，就可能出錯。所以，我們不斷教育護理人員，不要小看這個小動作，這是確保病人安全的重要步驟，如果便宜行事，犧牲的就是病人的安全，我們都承受不了不幸的後果。

我們常常利用病人的家人或朋友來和信醫院看病時，問他們護理人員如何做「雙重辨識」。現在，大家都養成這種習慣，如果一時疏忽，就會提出來，由整個單位共同討論，大家也都願意去改善。

和信護理管理是團隊管理

和信醫院的「護理文化」確實迥異於他院，我想最大的不同，在於「護理管理理念」，我們的護理管理方式是團

隊管理、團體領導。

　　所謂「團體領導」是指護理部所有決策，一定經過所有主管開放討論，達成一致共識後，再全面落實執行。在形成共識的過程中，任何不同意見，除了充分溝通外，我們也容許激烈爭辯，甚至爭吵，這都沒關係，最後我們一定可以達成共識，然後，就依照達成共識的決策去執行。

　　單位主管將最後的決策帶回單位布達，先說清楚我們擬定政策的目的和理念，包括擬訂政策背後的考慮。我們期待護理同事們，因為認同決策背後的道理而去做，而不是「護理部說要怎樣就怎樣」。因為沒有「主管說了算」的色彩，所以在和信醫院，護理工作的執行，一致性很高。如果發現，前線護理人員有不同意見，我們會再帶回護理部主管會議中討論，如果政策需要修正，我們就修正。相對地，一旦達成共識了，我們就非常嚴格地要求去落實，我們也訂立很多檢測點（check point），去確定同事是否確實做到。

　　黃院長常常對我們耳提面命：「魔鬼藏在細節裡！」所以我們非常重視執行細節，對於醫院各項 SOP 或 P&P（政策與程序），我們一定盡力去做到，做不到我們就檢討、改善。有良好的執行力，是和信醫院所有護理主管的自我

期許與要求，我想，這是我們和信醫院的護理文化與其他醫院較不同的地方。

我們很重視來自前線人員的心聲，只要同事認為有助於他們解決問題的人，他們想尋求誰來溝通表達都可以，管道非常暢通。所以我們能以平常心看待「越級報告」。護理同事直接寫信給院長報告，我們也覺得很好，只要你願意表達，什麼管道都可以，最重要的是，同事可以自由表達意見。

當臨床護理師寫 email 給我，找時間約談，護理長普遍都有雅量接納，因為護理部的組織文化已經養成「就事論事」，我們總是會針對事件，一起來解決。在經歷許多事件的處理後，事實證明，表達意見的同事也不會因為越級報告，而留下後遺症，因此，我們才能創造共同目標，沒有派系和猜忌，才能跨越各主管所屬單位的圍籬，這是一種可以讓同事放心溝通意見的珍貴組織文化。

護理的價值無法以金錢量化

一般工商業從業人員的士氣，都是靠發獎金來鼓勵。在其他醫院也有所謂「績效獎金」，醫院營利好，就分科分

單位發放，有點像是工業管理的「分紅」。發放「績效獎金」是否可以提升內在紀律或照護品質，是一個問號。甚至有些人為什麼多了這筆獎金，他們也不見得理解。

和信醫院沒有「獎金制度」，護理同事卻願意全心全意照顧病人，很多外院護理同業，常問我是怎麼辦到的？

我認為護理的價值無法「量化」，護理工作的內涵和重要性無可取代，這主要與護理工作的特性息息相關。護理工作包括以下幾點特性：

一、**技能多樣性**：護理人員要會打針、發藥、灌腸、導尿和操作複雜的機器……。

二、**自主性**：護理人員必須能獨立評估、判斷，才能適任多樣且複雜的病人照護工作。

三、**完整性**：病人照護工作不能有缺漏，對於工作要做得完整的要求極高。

四、**回饋性**：要敏銳地從病人的回饋看到成果，並不斷地修正，才能使品質提升。

五、**重要性**：護理是每天二十四小時、一年三百六十五天，日以繼夜陪伴生命與助人的專業，重要性當然不容忽視。

了解護理工作特性之後，知道如何激發護理人員內在

的自我激勵，就非常重要了。誠如黃院長說的：「選擇當醫師的，難免有求名求利的人，但是，護理人員是不求名、不求利的。」

然而我們求什麼？其實我們清楚地體認到一件事，護理的價值就在於「病人需要我們」。讓護理人員看到，讓他們去親身經歷與感受，自己是怎麼被需要、自己是如何參與病人生命的轉變、自己的付出所具有的意義，他們就會找到內在源源不絕的能量與動力。這個結果，不僅讓病人生命發生轉變，護理師自己的人文素養與自我成長，都跟著提升了！

〈院長專文〉

多科際整合團隊醫療，是提升癌症治癒率的妙方

黃達夫

有位記者問我，和信醫院創院至今已經三十年了，我最感到驕傲的成就是什麼？我毫不猶豫地回說，是我們的治療成果，我們改變了不少人的生命。

根據國健署 2020 年發布之資料，臺灣 2014-2018 年侵襲癌癌症新發個案五年觀察存活率是 54％，同期和信醫院全部期別（注：0-IV 期癌症病人 12,178 人，0 期占 7％、I 期占 27％、II 期占 21％、III 期占 21％、IV 期占 21％、期別不詳占 3％）癌症病人五年觀察存活率是 74％，超過 20％ 的差距是相當可觀的，也就是說，每五位病人如果在和信醫院接受治療，可以多救活一位病人。經過三十年的努力，我們能夠做到這個程度，令我感到欣慰。

那麼，我們是怎麼做到的呢？和信醫院雖然是一所非常重視醫學教育，強調自我提升的學習型機構，但是，我們沒有醫學院，就缺乏了醫學院教職的吸引力，也就沒有大廟的名醫，我們挑選的是，真正喜歡幫助病人的醫師。

而且，我深深相信，多科際整合團隊醫療是提升癌症治癒率的錦囊妙方。和信醫院不同癌症的醫療團隊，經過三十年的切磋琢磨，科際之間的間隙愈來愈小，默契愈來愈好。病人的平均五年存活率從最初五年（1990-1996）的 59％，逐漸進步，第二個五年及第三個五年（1997-2006）是 61％，第四個五年（2007-2011）是 68％，最近的五年（2014-2018）則達到 74％，一路持續地在向上提升。

我為什麼會很篤定地說，多科際整合的團隊醫療是提升癌症治癒率的妙方呢？

因為，我自己在 1970 年代，任職美國杜克大學癌症中心的時候，推動了多科際整合的團隊醫療模式。當時，我自己主持較不容易照顧的頭頸癌團隊，十年後，我們發現頭頸癌病人的五年存活率從 1976 年的 30％，提升到 1986 年的 68％（論文發表於《新英格蘭醫學雜誌》）。

那期間，化學藥劑、手術及放射治療的方法，基本上沒有什麼不一樣。不同的是，經過團隊，有更多雙眼睛

看、更多個頭腦想，腦力激盪所得到的結論，可以使診斷更精確、治療更精準。過程中，由團隊一起為病人決定最適當的治療方針，規劃化療、放療或手術的先後順序。團隊成員，除了診斷科與癌症治療科的醫師外，同時，還有營養師、藥師、社工師、心理師、身心科醫師、護理師等的參與，讓病人身心靈各方面都被全方位照顧到，加上全院總動員積極做感染的預防與控制，結果出乎意料的好。

另外，癌症病人的年齡一半以上接近或超過六十歲，大多數病人除了癌症以外，還有糖尿病、心血管疾病、腎病、肝病等慢性疾病。我在杜克大學的時候，有非常出色的內科部門，幫忙照顧癌症病人的共病，這也增進了癌症病人的存活率。所以，我在和信醫院從創院開始，就建立了一支很堅強的一般內科團隊，守護著癌症病人，做為病人的安全網，幫助他們，順利地走過癌症醫療的過程，為癌症病人的存活率加分。

高貴的醫療比較好？

近年來在臺灣，醫療設備競爭激烈，各醫院瘋狂地投資貴重儀器，如達文西機器手臂及質子治療儀器，宣稱這

些貴重儀器的購置，將提升癌症病人的存活率。

事實上，到今天，尚未有任何證據或任何文獻證實達文西手術或質子治療，增加了一丁點癌症的存活率。最多只能說，對於一些癌症而言，使用貴重儀器，醫療成效不亞於傳統療法，但多半副作用並沒有更少。對於有些癌症如子宮頸癌，接受達文西手術則死亡率及復發率更高，價錢卻貴很多。

記得在 1995 年，國內有些學者專家，向政府提出購置「質子加速器醫用設備」的計畫，並為此開了數次研討會。有次，從美國請來哈佛醫學院蒙森賴德（John E. Munzenrider）醫師，分享在哈佛治療顱內腫瘤三十五年的經驗，腫瘤控制率達 80％ 至 90％。另一位講者是日本重離子治療中心的辻井博彥（Hirohiko Tsujii）醫師，他說，該中心治療了肺癌、鼻咽癌、食道癌、肝癌、子宮頸癌、泌尿道癌、頭頸癌、腦瘤等國內常見的癌症，但是他並沒有任何統計數據或論文發表，證明其療效優於傳統治療法。

當時，國內學者要求政府投資購置質子治療設備，理由是臺灣的癌症存活率只有 25％，為美國的一半。所以，要用質子治療來提升國內癌症的存活率，同時「還可以提升中華民國國際地位與聲譽」。

　　我認為，國內罹患顱內腫瘤及眼底黑色素瘤，以及適合質子治療的小兒癌症病人，每年最多十數人。至於，應用質子治療於其他國內常見的癌症，則還沒有任何文獻證明其療效更佳。

　　所以，引進一部高貴的儀器，一年治療十多位罕病病人，並不能提升臺灣癌症的存活率。如果用它來治療國內常見的其他癌症，讓病人花大錢接受療效不明的治療，等於是把病人當小白鼠做試驗，則有違背醫學倫理之嫌。而且，擁有一部高貴的儀器，與提升中華民國的國際地位與聲譽何干？因此，我獨排眾議，極力反對該計畫，呼籲政府不要把錢花在錯的地方。當李國鼎資政要做決定時，諮詢我的意見，我告訴他，質子治療在常見癌症的療效還是一個未知數，臺灣癌症存活率低的原因，不是臺灣缺乏高貴儀器，而是缺乏專業人才與嚴謹的工作態度。

健保制度的盲點

　　而不合理的健保制度也負面地影響了醫療人員的工作態度。譬如，健保支付制度沒有輕重之別，不論是傷風、感冒或癌症，門診費都一樣低廉，醫師就衡量來增加收

入，一診經常看上百人，三、兩分鐘的門診形態，不容許醫師花足夠的時間，好好評估病人，往往等到病情很嚴重才被診斷出來，更無法照顧到癌症病人身心靈的問題，如此下去，臺灣癌症的存活率不容易提升。

如果，國家有心想照顧罕見癌症的病人，不如幫忙這些病人到哈佛去接受治療，比起購置一部質子治療設備，國家的支出還少很多很多。

到了 2000 年後，因為質子治療設備的廠商積極地用各種商業模式，讓醫院不必投資很大，即能擁有質子治療設備，所以在全球各地，質子治療設備逐漸增加。在美國，起先只是一些非學術機構用來吸引病人，後來連聲譽良好的醫學中心，也唯恐失去病人而參與設備競爭。這個不很健康的現象，令一些堅守實證醫學原則的專家、學者感到憂心，而在美國放射腫瘤醫學會展開辯論。

儘管有不少專家，仍然一廂情願地深信，根據質子治療在學理上更精準、不傷及周遭組織等的優勢，會得到更好的療效，較少的副作用。甚至，有人認為在明知質子治療學理上的優勢，再去做臨床試驗，會有違反醫學倫理的疑慮。

然而，不爭的事實是，質子治療在這漫長將近六十年

的發展過程中，從來沒有與傳統光子放射治療做過隨機對照組的臨床試驗，去評估其醫療效果。與其各說各話，不如去實踐「實證醫學」，來解決爭議，讓數據說話。

放射腫瘤醫學會終於達成共識，由病人數量最多的初期攝護腺癌，開始做質子治療與強度調控光子放射治療（IMRT）的隨機對照組臨床試驗，結果於 2012 年 4 月在《美國醫學會期刊》發表。該論文的結論是，兩者的治療成效相當，但質子治療產生腸道方面的合併症，反而比強度調控光子放射治療嚴重。其後，美國的健康保險公司，就開始拒絕給付這種高貴的攝護腺癌治療。

同時，美國放射腫瘤醫學會也建議，除了前面提到顱內、眼底及一些小兒腫瘤等少數病症外，如果要以質子治療設備治療其他腫瘤，如肺癌、乳癌等常見的癌症的話，必須得到該院「人體試驗委員會」核准，才能去執行臨床試驗。其最重要的程序，是須得到試驗對象的「知情同意書」，務必先向病人清楚說明，隨機對照組臨床試驗的意義。

也就是說，病人一定要知道，第一，他不一定會分配到他可能認為是比較好的質子治療那一組；第二，病人也要了解，臨床試驗的目的，就是要病人來幫忙醫界分辨哪

一個療法比較好。至於，哪一組的療效會比較好，是未知數。質子治療是否較好，沒有人知道！所以，在招募病人參與臨床試驗時，如果說法含糊，讓病人誤以為接受質子治療的療效會比較好，而躍躍欲試，則是違反醫學倫理的做法。

設備競賽對病人無益

根據上述的規範，幾年前由美國著名的安德森癌症中心（MD Anderson Cancer Center）的醫師主導下，進行比較肺癌質子治療與光子放射線治療的臨床試驗。論文在 2018 年發表於美國權威的《臨床癌症期刊》，結果與質子治療的擁戴者的期望相反。其中發現接受質子治療的一組，在一年後，發生放射線所引起肺發炎（radiation pneumonitis）後遺症的機率是 10.5%，而對照組是 6.5%。而且，質子治療的一組平均中位數存活時間也沒有更長，是 26.1 個月，對照組是 29.5 月。這個結果繼攝護腺癌的臨床試驗之後，又一次跌破不少人的眼鏡。也再次打破高貴的醫療（質子治療設備的價格約為光子放射治療設備的四十倍）比較好的迷思。

　　在那一期刊還發表了關於這個臨床試驗的評論。作者孔（Teng-Ming Kong）醫師說：「這個結果，挑戰了質子治療比較好的成見，也更凸顯出『實證醫學』以及『隨機對照組臨床試驗』的重要性，」她還說：「做為一位放射腫瘤科的醫師，除非病人自願參與臨床試驗，我個人並不會建議我的肺癌病人，去接受質子治療。」

　　事實上，在幾年前，在上述臨床試驗的中期結果公布的研討會上，另一位放射腫瘤科專家艾德曼（Martin Edelman）醫師就說過：「直到今天，事實上，質子治療仍然處於試驗的階段，放射腫瘤科醫師如果想推動任何一種新科技，有責任像腫瘤內科醫師開發新化學藥物一樣，必須經過臨床試驗的程序，先證明其療效，才能用在病人身上」。

　　《紐約時報》的報導曾說，在美國，因為設備競爭的結果，質子治療中心大多容量過剩，很多中心面臨財務危機。這兩年除了幾家質子治療中心（其中之一是印第安納大學）關門外，還有不少中心宣布破產（包括加州有名的 Scripps Health Hospital 的質子治療中心）。其他很多中心也在掙扎中。

　　當記者問歐巴馬總統的醫療顧問伊曼紐爾（Ezekiel Emanuel）醫師，他本身是腫瘤專科醫師，也是醫療政策專家的看法時，他說：「當某種治療法的療效與另一種治療

法的療效相當，卻要付出高貴很多的價錢的話，叫做『沒有效益（inefficient）』。如果，投資者是藉著『沒有效益』的療法去賺錢，當他虧錢時，我們沒有必要為他煩惱。」

臺灣 2014-2018 年侵襲癌癌症五年存活率是 54％，而跟臺灣一樣實施全民健保的加拿大 2012-2014 年的癌症五年存活率約 63％，比臺灣高。而加拿大的人口約為三千七百萬人，是臺灣的 1.6 倍，加拿大平均個人所得是四萬七千美元，是臺灣的 1.9 倍。但是，至今，加拿大只有一部質子治療儀器，用於治療少數顱內、眼底等腫瘤及部分小兒癌症。

據說，不久，臺灣將擁有八部質子治療儀器，臺灣達文西機器手臂的密度則是歐盟的一倍半。投資於大量高貴的設備，到底是臺灣的驕傲？臺灣癌症病人之福？還是癌症病人的陷阱？值得深思！

〈和信幕後〉

和信登山隊

◇◇◇◇◇◇◇◇◇◇◇◇◇◇◇◇◇◇◇◇◇◇◇◇◇◇◇◇◇◇◇

前言

　　和信醫院登山隊的創始人是和信醫院放射腫瘤科前主任鄭鴻鈞醫師，他說，設立的初衷是：「基於想對病人在癒後能有深入及長期的了解與關懷，進而協助解決罹癌後的憂鬱及害怕復發的不安，希望透過攀登玉山的構想，幫助癌友找回病後的人生目標與價值。幾年來，在病友呼朋引伴下，竟然形成有五百位 Line 成員、並於每星期六有登山活動的團體。如今邁入第十一個年頭，『它』找到自己的出口，有自己存在的價值和意義，更活出自己的生命力。」

　　和信登山隊的執行者及靈魂人物，為院策部林至常主任，他深感病友需要在癒後協助與關懷的重要性，而願意在公忙之餘扛下「甜蜜的負擔」。

他不僅要規劃每個星期六的爬山路線、提供溫暖人心的早餐、營造 we are family 的氛圍，還得在登山之餘，舉辦慶生會、年度尾牙餐敘、登山社攝影展，以及籌劃每年攀登百岳與海外旅遊。他更為籌措臺東弱勢團體的善款，總動員山友舉辦「臺東日義賣」一日活動，所有募款款項呈現於和信醫院醫療大樓一樓「捐贈芳名錄」，永存於醫院史頁中。

病友透過登山活動結緣，徜徉在山光水色的美景，如山友金英所言「天下留給你們，我只要山、川和一片白雲即可」，自然就會找到生命的出口，對生命更顯豁達了。林主任感性地說：「這些年來，我雖然犧牲每個週六假期，但是從中體認到『我們改變病人的生命；病人改變我們的人生』的真諦。」

和信登山隊是一個溫暖的大家庭，we are family 不是口號，它具體地落實在山友日常生活，更留住山友參與的心動與感動。

❖ ❖

幫助病人找回病後的人生目標與價值

林至常（院策部主任）

　　登山隊這個「家」成立於 2010 年 6 月 19 日，由和信治癌中心醫院的病友和其家屬以及和信醫院同仁所組成。

　　成立登山隊，緣自於放射腫瘤科鄭鴻鈞前主任的建議：「癌症病人常因病情而坐困愁城，甚至自我放逐，和信醫院除了在診療方面給予專業協助外，更應在心理與生理上給予正向的鼓舞，畢竟癌症並非絕症，要帶領他們走出癌病的陰霾，重新過著與平日一樣的生活。」因此在醫院廿週年時，鄭醫師提出帶癌友攀登玉山的構想，並得到黃院長的大力支持，而執行此重責大任就落在我的肩上，「院策部體育組」的命運就此與登山隊的成長，劃上等號。

　　「攀登玉山」是國人畢生必須完成的項目之一，當訊息一公布，吸引著病友及其家屬熱烈參與，經歷多月的艱辛訓練，所換來的訊息是「排雲山莊」仍在整修中，看來攀登日是遙遙無期。然而登山隊活動有如已開拔的火車無法喊停，另為增添多元性，並於 2011 年 3 月 24 日又成立鐵騎隊。

全國唯一「山癌科」戶外門診

當參與者體會到，過往「宅男、宅女」生活是造成病因之一後，發現「陽光男、陽光女」乃是他們所需，而每二週才一次的活動，已難獲得心理與生理的滿足。在 Line 群組傳著「和信治療好我的癌症，但我卻得了難以根治的『山癌』，每到假日就心癢、腳癢、全身發癢，主啊！」，週六活動儼然成為病友的生活重心，常有山友告訴我「每星期就是繞著星期六在打轉」，這是多麼甜蜜的負擔啊！

於是和信醫院開設了全國唯一『山癌科』戶外門診，每星期六開診（風雨無阻），遇例假日則加診。另考慮山友體能與期待，我們開立「輕症：A 咖診」、「重症：B 咖診」、「混合症：A/B 咖診」的治療行程，讓更多病友能走出戶外。

平日登山足跡跨越了宜蘭縣、新竹縣、南投縣，鐵騎也遨遊至桃園復興空廚、大溪、三峽、烏來、菁桐，甚至完成縱走花東縱谷二百公里。另外，每年會擬訂「攀登百岳」與國外活動計畫，以建立「征服了自己，就無事不成」的信念，至今完成三次玉山、玉山前鋒、奇萊南峰、南華山、雪山、桃山等百岳，也跨出國界攀登中國黃山、

張家界與日本四國的劍山、石鎚山、彌山，鐵騎遠征綠島與三次環日月潭，也馳騁於日本四國島坡，戰功彪炳。

「這十幾年來的抗癌之路，就像走在玉山路，有時陡坡，有時險坡。2016 年 10 月，我與和信醫院登山隊登上了玉山主峰，在主峰頂摸到激勵石時，內心感到澎湃激昂，這麼坎坷的路，我都走過了，未來的人生道路，也沒什麼是過不去的。」這是病友大 Jenny，在一張登玉山頂照片所寫下，既激勵人心、又令人疼惜的一段內心話！

誠如第一位登上聖母峰的希拉里（Edmund Hillary）曾說：「所征服的不是高山，而是自己（It is not the mountain we conquer, but ourselves.）。」病友小 Jenny 在一張登昆布冰川照片上寫著：「也許愛上的不是爬山，而是爬山時的自己。」

的確，我們永遠無法預知，在命運的十字路口，會發生什麼，但可以選擇，就此放棄，還是忍痛前行。通往成功的跑道，只有快慢之別，無勝負之分。戰勝對手，只是人生的贏家；戰勝自己，才是命運的強者！誠如「水到絕處是風景，人到絕境是重生」，此時此刻，我們和信登山隊成員就如家人般的手，攜手相互扶持，我們主宰自己的命運，一起面對著另一嶄新的人生。

慶生會是這家庭中每月的大事，當寫賀詞者朗誦「我

願是滿山的杜鵑,只為一次無憾的春天,我願是繁星,捨給一個夏天的夜晚——在海拔三千公尺的合歡山巔,在水沙連的雙潭夜(月)色——我都要衷心地祈願,宇宙正面能量的匯聚,來祝福你(妳)們,願週週跟著和信登山、願時時刻刻開心喜樂、願歲歲年年健康平安!」這是才女美華,藉由蔣勳散文〈願〉所描述之杜鵑,做為引子,進一步來祝賀過生日的家人,真是用心與令人舒坦!

當臺語、英語、客語、國語版「祝您生日快樂」之歌聲,迴盪耳際與心田中,這是天籟之聲啊!在壽星說出,與大家分享的那個願望「願大家永保健康,平安喜樂」,這麼平實的話,只有我們能深刻體會,整個溫馨情境,有什麼可堪比擬?

是以每月慶生會的氛圍,皆讓群聚的家人,再度感受到重生的喜悅!

看著我的小啤酒肚,得跟院長埋怨一下:「這是每星期『為院犧牲』的代價。」爬山後,若沒聚餐,就如中樂透沒去領取的遺憾。有山友為盡地主之誼,常是以「辦桌」方式處理,更讓人激賞的是會彼此「拚場」。然而,滿足了口腹,卻也帶來「心廣體胖」的後遺症,想想人生不就是「福禍相倚」!

　　曾是宅女，但現在報名總是搶頭香的憶文，很感性地說：「大家能齊聚在這個園地，即是有緣，珍惜每次相聚時，互放的光亮。」的確，一個五百人的群組，能盡情分享著彼此間的歡樂、疼惜與支持，實屬難得。

　　我一路看著登山隊群組成長、茁壯，甚至積極往「濟世」（臺東日義賣活動）邁進，的確，大家很熱心與用心在為彼此付出。能有你們真好，就如之前聽到的一句話：「財富不是一輩子的朋友，朋友卻是一輩子的財富。」

◇◇◇◇◇◇◇◇◇◇◇◇◇◇◇◇◇◇◇◇◇◇◇◇◇◇◇◇◇◇

一頭栽進和信登山隊的領隊

阿秋

　　年輕時，我就有爬山健身習慣。在一次爬山中巧遇「損友」林主任，在他盛情邀約下，一頭就栽入和信登山隊而不可自拔，也見證它的成長。

　　剛成立時，由數十人組成，每月爬山一次。現今是每星期六爬山，每次參加人數也增加到三十人至五十人，還曾有九十人參與的紀錄。由於山友的熱情、無私的扶持與

分享，讓更多朋友加入健康行列，使得和信登山隊日益壯大，現在 Line 群組就有五百人了，更可喜的是又成立了第二個群組「健康我挺你」，人數已逾兩百人。

和信登山隊為確保每位山友的安全，央請十多位山友參與領隊群組，規劃豐富與多樣的路線，行程也特地分成 A 咖輕鬆與 B 咖挑戰路線，山友可依自己體況，選擇參與。領隊群組，會有人全程扮演押隊角色，陪伴體弱的朋友，無慮地完成行程。這是一般登山隊無可比擬，我們登山隊提供的「貼心」服務！

◇ ◇

維護真理的糾察隊長

楊老師

我在乳癌治療中，加入和信醫院登山隊。第一次爬山去「向天池」，欣逢臺灣難得一見的「下雪」，首次見到有水也有雪，永生難忘的美景。第二次爬山挑戰山壁陡峭的「大雪山」，走在我前面的人對我說：「我腳踩哪裡，妳就跟我踩相同的石頭。」走在我後面的人跟我說：「我會在後

面保護妳。」對初次挑戰百岳的人來說，這些話是多麼令
人感動與難忘！

登山隊群組龐大，成員多元，善於分享，每個人的出
發點都是善意，只是表達的人用詞有時會給人不一樣的感
覺。我常感覺我的發言，忠言逆耳，難免受到某些人的排
斥，或是掃到別人的興。可是以我的立場而言，看到不正
確的言論，我又不得不說，因為我不希望癌友吃虧或重蹈
覆轍。

不論如何，期勉自己：在分享經驗與交流智慧之餘，
能和有緣人，在抗癌路上陪伴同行。

◇ ◇

中西洋歌曲的廣播者

Walter

當我生病了，我獲得許許多多的愛。

過去，我曾加入他院的登山社，都是爬百岳，不像和
信登山隊週週有登大小山的活動。我也曾參加臺北車站假
日的登山隊，早上集合好就出發，下山就解散再見了，雖

然費用便宜,卻沒保險和沒人情味。和信醫院登山隊就不一樣,它有多元化的活動,有山友彼此關懷的感情,讓人期待每星期六的來臨!我常說:「我不是為爬山而來,我是來享受爬山後山友餐敘的歡樂氣氛。」

每天,我會在和信登山隊 Line 群組裡,介紹中西洋歌曲——這首曲目是誰作曲、誰作詞、哪位歌手或樂團主唱的,讓山友知道歌曲的旋律與背景。聽說有些山友,晚上若沒聽著我選的歌曲,無法成眠。這讓我樂此不疲與山友分享音樂,也願意在登山隊裡做一位歌曲的廣播者,提供音樂饗宴山友的心靈。

◇ ◇

登山,讓我變得有氣質,成為型男!

5C 坤

我歷經淋巴癌、攝護腺癌和術後尿失禁,天天包尿布之苦,有感自己過去生活沒規律,想「重新為人」,在恩人文顯兄的勸說下,參加登山隊後,才知道生命的可貴與再造。

初次與和信登山鐵騎隊騎著女兒買給我的自行車，由大稻埕騎到碧潭。一路忍受著屁股開花似的痛苦，但是當夜，即解除我長久包尿布的困苦。

記得我第一次登山，因登山裝備不對，又碰到山上大風雨，全身溼透，淚水、汗水與雨水摻雜，曾是總統府鐵衛部隊的我，爬個山，卻淪為病貓，只得含著眼淚，哭下山去。

參加和信登山隊的活動之後，現在的我，懂得在登山中，友善自己的身軀。自 2014 年到 2017 年，我已陸續攀登十九座百岳。同時，在山友耳濡目染下，我的面相不但變得有氣質，體態上也更有型了。

❖❖❖❖❖❖❖❖❖❖❖❖❖❖❖❖❖❖❖❖❖❖❖❖❖

登山隊有溫度，讓我走出來！

蕭兄

我原本於住家附近的醫院，檢查出罹患大腸癌，並已安排住院開刀。因家人希望我再尋求第二診療意見，於是到和信醫院診察確認，並進行後續手術治療及追蹤；因緣

際會之下，接觸了和信登山隊。

我年輕時，較常參與登山活動，後來因工作及家庭關係，幾乎中斷了三十年，平常偶爾陪家人，至郊山走走。手術後，因個人排便習慣及頻率大幅改變，導致不太敢出門活動，久而久之，心裡逐漸蒙上陰影。後來，在家人的鼓勵下，終於走出第一步，開始參與和信登山隊的活動。在參與活動的過程，體會到山友們的支持與鼓勵，讓我能更順利地走出陰霾。

現在幾乎每星期六，都會期盼和太太一起參加和信登山隊的活動。

◇ ◇

愛他，陪伴他！

馬妞

我來醫院陪診時，常看到牆壁上掛著山友爬山的照片，照片裡那種歡愉氣氛，深深吸引了我。因此，為了讓先生在生病後走出來，我就鼓勵他，加入和信醫院登山隊。我一路陪伴他，當他背後那隻支撐、成就他的手。

多年來，我們跟著和信登山隊，走過小山，也攀登百岳，所到之處，必留下我們一步一腳印的痕跡，事後再看登山照片，總令我們夫婦心存感激。

和信醫院登山隊，讓我看到大家之間，情同手足的情感，無私的奉獻，互相的鼓勵。這是一個讓我們感動的社團。

◇◇◇◇◇◇◇◇◇◇◇◇◇◇◇◇◇◇◇◇◇◇◇◇◇◇◇◇◇◇

足不出戶，登山社給我自信心

Melody

身為職業婦女的我，平日忙於生活、工作和家庭，身心勞累，假日足不出戶，以閉門養神。外頭的花花世界，引不起我的興趣。

在美華、憶文邀請之下，我參加和信登山隊，我的朋友變多了，也曉得如何添購裝備，也知道許多人間仙境，這才發現，原來臺灣山林是如此俊秀。

一開始我爬山，走得很慢，但總是有人耐心等我、陪我，給我水喝。被蚊蟲咬，有人會拿藥給我擦，沒帶雨

衣,也有人會借給我穿。從這些小地方,讓我感受到,滿滿的溫暖。

這個社團讓我得到自信心,也讓我願意敞開心胸,幫助更多人。我相信這五百名登山社成員發揮最大功效時,除了帶給自己溫暖外,也讓周遭的人,心情隨之轉變,山友們的人生與家庭,也因而有所不同。這是和信登山隊外溢的效果。

◇ ◇

我喜歡走在登山隊伍的後面!

藝嘉

因為先生喜歡爬山,被林主任禮聘為「領隊」之故,我也隨之參加和信登山隊活動,擔任志工。我喜歡登山隊的各式活動,更喜歡與山友成為一家人。

我對植物很感興趣,看到山上路旁的植物,就會興致勃勃地觀賞與拍照。因此,往往落後隊伍一大段距離,就會與腳程比較慢的山友,走在一起,閒話家常,鼓勵他們。這是我喜歡走在隊伍後面的最大功能。

◇◇◇◇◇◇◇◇◇◇◇◇◇◇◇◇◇◇◇◇◇◇◇◇◇◇◇◇◇

感動，使我轉變！

艾莉絲

參加和信登山隊之前，曾經爬過玉山和雪山，只是沒有固定的運動習慣。經碧蓮推薦參加和信登山隊後，才開始養成每週爬山的習慣。

2017 年，我第一次在和信醫院舉辦「臺東日義賣」，熱情山友踴躍來設攤位，義不容辭地幫忙標價、收錢、銷售，更呼朋引伴，來參加義賣活動。除了登山活動外，和信登山隊還有義舉活動，讓我看到山友的真情與熱情，有錢出錢，有力出力，山友的力量可真大啊！

2018 年，林主任又邀數位山友去臺東，探視和信醫院長期贊助的團體——都蘭國中、初鹿國中（課外教學），並參觀愛國浦教會和關山聖十字架療養院，看到國外修女遠渡重洋到臺東，奉獻一生照護重殘民眾，讓我激動不已。

參加登山隊之後，我由銳利的人變成比較圓融的人。此拜和信登山隊賜給我的溫暖和感動！

鄭醫師說：「今天出席的每一位山友，看起來都比我健康。」在登山隊裡，我看到山友扛著西瓜上山，給大家解

熱，心中有無限的感恩。也看到每位山友一起幫忙、默默付出，讓我非常感動。這個社團愈來愈有活力，我非常喜歡參加這個登山隊社團。林主任也說：「在過去這些年，從山友間我學習到很多，交到各行各業的朋友，也趁機爬了許多百岳和郊山，收穫其實比失去多。在登山隊五百人的群組，每人都有其獨特性與優點，我珍視每個人，在這園地，希望大家都能貢獻所長，回饋社會，這樣每個人就會有成就感，無形中就凝聚一股大力量。」

和信登山隊這些年一直秉持著「我們無法在這個世界上做什麼偉大的事情，可是我們可以帶著偉大的愛，做一些小事」……我們定會有更豐碩成果與人生歷練，讓我們一起來拭目以待！

◇ ◇

在「重大傷病」中，我除役了

木蘭

十年來，我的化妝臺上多了一樣保養品——我把甲狀腺素放在小罐子裡，跟化妝水、乳液、口紅、香水擺在一

起，二顆甲狀腺素配上 200 cc 的溫開水，是我的第一道保養品，把它視為活化體內細胞的精華液；因為這樣，我就不會忘記吃藥。罹癌滿十年，在「重大傷病」中，我除役了，解除警報。

選擇和信醫院是因為他們的專業值得信賴；據統計，和信醫院 2009-2013 年甲狀腺癌病友全部期別五年存活率 98％、十年存活率 96％，亮眼的成績與世界知名癌症中心旗鼓相當。

病友維持健康的不二法門就是：「按時吃藥」、「定期檢查」、「心情開朗」、「堅持運動」。前兩項吃藥和回診，我自評有 80 分；但是隨時保持心情開朗，談何容易呢？情緒低落，又怎能提得起勁運動呢？

這期間又逢至親一個個與世永別；我那位即使天塌下來，都由她頂著的能幹母親，心衰竭走了。寵我這個媳婦的優雅婆婆，失智十年，也回老家了。還有一位至親，跟我開玩笑，沉浸在捉迷藏的遊戲中消失了。因接二連三失去摯愛而心痛欲裂，靈魂的根本狀態就處於痛苦的境界，覺得自己活著，罪惡感就油然而生，一切都令人悲傷絕望。

慶幸我是和信登山隊的成員，林至常主任帶領 we are

family 近五百位家人，三不五時的問候、邀約、說笑話⋯⋯無奇不有的花招：當我無法控制自己的感受，懊悔、自責、憤懑⋯⋯情緒不由自主地冒出來時，想與人群疏離的我，卻抵擋不住不斷湧入的關懷聲浪，大量正能量的注入。

回憶當時報名爬玉山後，在排雲山莊遙遙無期的整修情況下，足足讓我等了兩年。為了順利完成攀登玉山，林主任就帶我們去爬「興福寮－向天山－面天山」，這魔鬼般的操練，奠立日後爬百岳的體能。

在我印象中最深刻的是，在玉山登山口，領隊告訴大家：「必須在下午四點前，走到排雲山莊，否則就無法勝任隔日攻頂的挑戰。」我問教練：「晚半小時，可以嗎？」領隊說：「不行！」在姪子陪伴之下，竟然在三點多，我就走到排雲山莊了。凌晨四點摸黑出發攻頂，當我站在玉山 3,952 公尺的地標時，我欣喜若狂，大聲喊說：「我是正港的臺灣人了！」當年下山，立刻打電話給我婆婆說：「我站在玉山了，我是正港的臺灣人啦。」

這算是我人生中瘋狂的挑戰！

　　另外，閱讀也撫慰了我哀傷的心靈，尤其是品茗繪本，帶你重新擁有，感受美好的力量。我要特別介紹這本觸動內心的溫柔繪本《可以哭，但不要太傷心》（大好書屋出版），「死去的人，都希望活著的人過得快樂幸福。除此之外，別無所求。所以，你可以哭，但不要太傷心，畢竟我已經永遠離開你了。更何況，我最愛的，還是那個笑容滿面的你……」

　　「是的！」正如書上所說的，很想呈現笑容滿面的我，但是「知道」和「做到」還有一段距離，我還有很大的成長空間。

改變生命的故事

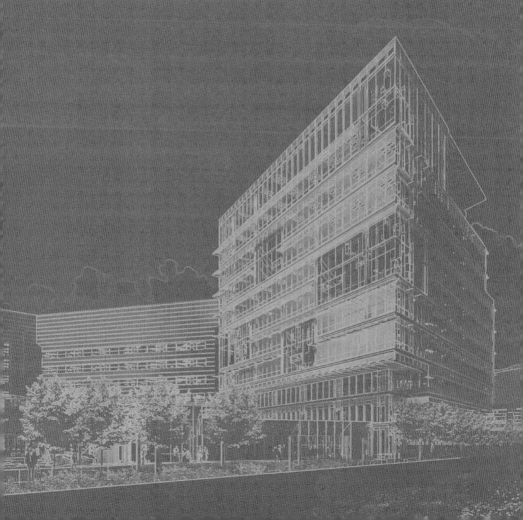

第二章

療癒是同心的行動

〈Letter 3〉病人來函

從出生到死亡，
我們的生命就是一連串的選擇

陳美樺

（「藝起玩劇」活動學員）

❖❖❖❖❖❖❖❖❖❖❖❖❖❖❖❖❖❖❖❖❖❖❖❖❖❖❖❖❖

我想，自己的生命課題，

只有自己能面對！

❖❖❖❖❖❖❖❖❖❖❖❖❖❖❖❖❖❖❖❖❖❖❖❖❖❖❖❖❖

曾經參加一場「生命教育」的演講，內容提到「生命是什麼？……生命是一個選擇」（What is life? ... It's a choice），從出生到死亡，我們的生命就是一連串的選擇！如何選擇活出意義與價值，正是我們探索生命的核心。探索生命的意義與價值，這不正是年過五十歲後，才生了一場大病的我，一直最想要理解的方向嗎？

生命是什麼？生命在無常的變動中。是否有可能重寫自己生命的意義與價值？這是一場寧靜革命，從建構到解構再到重建的過程……面臨生命最嚴峻的考驗時，誰可以幫上忙？

我想，自己的生命課題，只有自己能面對！

那一年 2 月初，正在忙著準備過農曆年時，在洗澡中發現右側乳房明顯異常，當下決定先按下心中的驚恐，一切等年後再檢查確認吧！

2 月中旬，一個人初次到醫院檢查後，醫師馬上排了一連串檢查單。當時，我一個人坐在候診區，腦中一片空白，無聲地滴下眼淚，心想，我該如何對家人提起，我可能得到癌症？剛好那時，弟妹打電話來問我在哪裡，因此我在檢查那段期間，只有弟妹一個人知悉和主動陪伴，我說，等確診和決定治療方案時，再和家人說。

確診後故作堅強

直到 3 月初，家人才陸續知道，這個家中單身、又最自律的妹妹生了重病，乳癌三期。當我看到家人對我突然生病的驚恐和不捨，我反而要故作堅強地去告訴家人，我會相信專業和配合醫療，並且安慰他們：「其他就隨緣吧！」

當無常疾病來臨時，一夕之間，同時失去健康和工作，翻轉了數十年如常的生活。治療期間，每當夜深人靜獨處時，說我心情不驚恐是假的，但又毫無頭緒。

化療期間，身體上的不適，偶有負面情緒時，周圍的人就會說：「你想太多了！」或者是叫我活在當下……我就像是被掏空般，找不到生命出口的人，要我如何活在當下？

漸漸地，我很少在家人面前聊起自己的心情。直到數月後，發現每當自己一個人到公園散步運動時，多次莫名淚流不止，感到內心有深層哀傷，無法平復。我知道，那是我的生命動力在流失的警訊，也是該整理這段期間自己起伏的心情歷程，讓它真實地呈現，讓我在有限又不確定的生命中，有勇氣面對。

我該怎麼做？

人類的本能欲望，是要感到「活著」的價值，於是我就從閱讀相關書籍中，想找答案和出口。

在《西藏生死書》中讀到：癌症之類的疾病其實是一種警示，提醒我們生命中一直忽略的深層部分，譬如精神的需要。如果我們能夠認真看待這警訊，全盤改變生命方向，不僅能治療我們的身心，甚至整個生命！

也許我需要的是一份同理心和理解，每當看到書中作者，面對癌症確診的恐懼，及面對的勇氣，總是淚眼婆娑地無聲共鳴。我必須重新檢視自己，和轉化自己生命的動力和價值。

轉念參加藝術課程

那年 11 月在治療門診等待中，翻閱和信雙週刊，知道和信醫院和臺北藝術大學合作「藝起玩劇」課程，吸引了我的注意力，我決定報名參加課程。

老師們首先輕鬆帶領大家，利用空間以身體做延展和連結的可能，或是設定從某一生命時段的定格中，挑出一個主題讓學員去詮釋。例如：你求學階段快樂的事，或者

是五十歲時，你在做什麼？或者從角色扮演情境中，讓學員去發揮角色。

在那一個空間中，沒有批判和對錯。你可以誠實地，面對自己的身體反應，在生命時段定格中，你當下記憶中，第一個跳出敘述的生活片段，原來你所遺忘的往事、在生命歷程中，是占有一定分量和意義的。

在上課過程中，覺察到我們與周遭的人、事、物之間的情感連結，重新去觀察、重新去理解，自己真正的去面對生命中的狀態。這段期間，往返醫院治療期間觀察到病苦，除了接受醫療系統的療癒外，心靈的療癒慰藉也可以帶動對生命少一點遺憾，多一分安定的力量。

〈和信幕後〉

從藝術中獲得療癒的力量

安妮

和信醫院「藝起玩劇」系列活動，是由臺北藝術大學藝術與人文教育研究所所長容淑華副教授，與舞蹈教育博士王筑筠老師，特別為和信醫院病人的身、心、靈療癒，所策劃的戲劇活動。戲劇內容在於引領參加的學員，去扮演各種角色，藉以對自己有更多的自我認識，並拋開現實生活的壓力和束縛。活動內容充滿著溫馨、活潑和歡樂的笑聲，讓一群互不相識的人，在參與活動後，變成一群互相扶持的好夥伴。似家人般的親密關係，這就是「藝起玩劇」活動的魅力所在。

有一次活動主題為「夢想的家」，活動一開始，容老師引領學員畫出自己夢想中的家，在繪畫與發想的過程中，大家自然而然地，流露出自己對家的渴望，以及對家的心底期盼。

有位學員，想要與朋友悠閒喝茶的下午茶空間；有位學員，想要與家人一同享受烹飪樂趣的廚房；有位學員，想要保持身體活力與健康的健身房；有位學員，想要有眺望遠方、心曠神怡的美麗觀景臺。

無論是追求與朋友一起的樂趣，或與家人共度時光，或是身體的健康，或是心靈的平靜，皆透過「藝起玩劇」的「夢想的家」主題活動，將所有學員對家的夢想，串聯成一個夢想的社區。

化作人生旅程的寶貴資產

在角色的扮演與創作上，可以體驗過往未有的經歷。有的人，結合生命的經驗與重量，扮演著與自身重疊的角色；有的人，創作前所未有的嶄新人生；有人得到幸福，有人得到喜悅，有人得到療癒。角色的扮演與創作，在於體味人生五彩繽紛的夢想。

雖然學員所扮演的角色各不相同，但有一個共同點就是：將此次活動，扮演角色的過程，綴成回憶，化作人生旅程的寶貴資產。

　　我想戲劇之所以迷人，在於它表演的當下，稍縱即逝，像似每一次誕生的過程，駛向結束的終點站；又如煙火般絢麗奪目，在時空中，雖短暫停留，卻留下永恆的美麗回憶。

　　「藝起玩劇」活動，讓我明白，戲劇不必是那麼遙不可及的專業化，它可以不需要專業的訓練，也不需要相關的戲劇背景，而是一種非常生活化的活動，每個人都能參加，可以盡情享受。「藝起玩劇」帶來的無限樂趣，啟航新的人生觀。

〈Letter 4〉病人來函

感謝你們除了照顧我，
也照顧我家人的心情

王巧華

◇◇◇◇◇◇◇◇◇◇◇◇◇◇◇◇◇◇◇◇◇◇◇◇◇◇◇◇◇◇◇◇

除了平時照顧我以外，

她連帶的也照料著我的家人，

在令人驚慌失措的日子裡，

她時常安撫媽媽的情緒，代替我關心她的心情。

◇◇◇◇◇◇◇◇◇◇◇◇◇◇◇◇◇◇◇◇◇◇◇◇◇◇◇◇◇◇◇◇

到和信醫院接受治療以前，得知罹癌的我，當時十七歲。在那之前，對於「個案管理護理師」（簡稱個管師）這個名詞是陌生的。後來明白「個管師」對於病人及家屬而言，扮演的是一個親密無間的角色，從解惑病人的各種疑難雜症，到照顧病人的情緒，都是個管師的工作範圍。

記得第一次到醫院看診時，剛好碰到我的個管師休假，後來是在第二次回診的時候見到她。第一印象，覺得是一個年輕漂亮的姊姊，在後來的相處過程中，她也給予我們許多的幫助及關懷。

印象深刻的是，每一次個管師見到我，都會拍拍我的頭，再摸摸我的手，親切地詢問最近狀況如何，把我當成妹妹一樣關心。我特別想謝謝個管師，除了平時照顧我以外，連帶的也照料著我的家人，在令人驚慌失措的日子裡，我知道她時常安撫媽媽的情緒，代替我關心她的心情。

對於病人而言，醫師及護理人員是很重要的存在。在我們生病的過程中，身邊不乏有人會告訴我們：「現在醫療那麼進步，一定會好的。」但是，這都比不上醫師的一句：「最近治療成果還不錯喔！」因為你們是專業，而我們相信你們。過去在其他醫院，曾經有過進診間不到五分

鐘就被趕出來的經歷，那其實對我們是一種殘忍。不過，我也遇過，為我們的各種困惑逐一耐心解答的醫師。

　　良好的病醫關係，對於面臨癌症、有著恐慌的病人，是一個強而有力的安心劑。慶幸自己在和信醫院遇到如此優秀的醫護團隊，讓我在生病這條路上，不至於太過手足無措。也藉此機會，想向所有幫助、陪伴過我的醫護人員致上我最真心的感謝，謝謝你們，辛苦了。

〈和信幕後〉

讓照護跨越醫院的那道牆，
延伸到病人的所在處

張黎露

（進階護理教育中心主任）

　　過去，接觸過個案管理護理師（簡稱個管師）的病人常說：「個管師就像我的家人一樣。」這表示，我們的個管師對病人而言，是在診治過程中，相當重要的支持系統。然而，這個到目前為止，健保沒有給付的照護服務，到底對病人的照護結果，有多大的影響？病人的感受和我們的投入是否成正比呢？未來健保是否應該將這項照護服務，納入給付的範圍，讓醫院可以繼續做，而且，做得更好呢？

　　依照傳統的醫療照護模式，病人需要靠自己的力量，在龐大的醫療系統中打轉，像在茫茫大海中，常常不知如何前進，許多病人心裡會想：「在這個時候，假如有一個人

能引導我，我的心裡就會安心許多……」個管師的設立，就是為了要讓來到和信醫院的癌症病人，能夠安心的、順利的走過整個診治的過程，減少不必要的焦慮和徬徨。

在醫療系統間穿針引線

「有問題就找個管師」、「個管師會幫病人和醫師溝通」、「醫療團隊也會透過個管師和病人溝通」，個管師就成為病人和醫療團隊溝通的橋梁，美國把這樣的角色稱為癌症病人的導航者（navigator）。

理想中的個案管理模式，是發揮個管師穿針引線的功能，把醫療系統串在一起，並且，了解病人的需求，提供癌症病人沒有縫隙的診療照護過程。

個管師如同醫療團隊的眼睛，監測著病人的整個治療過程，知道病人的下一步要做什麼，並且，預先為病人做好心理準備，並幫助病人克服在治療過程中，可能會遇到的問題等。

這樣以病人為中心的管理模式，是把病人和家屬擺在醫療團隊的中心，在個管師的一路陪伴下接受治療，整個癌症醫療團隊則圍繞著病人，提供必要的協助和照護。

和信醫院率先成立個案管理隊伍

回想 2001 年 11 月，和信醫院成立第一支個案管理隊伍，是為了「乳癌論質計酬試辦計畫」。

癌症的治療，大多需要多個專科參與醫療，如何在這過程中，幫助病人在多個診療單位之間接受治療、追蹤病人的治療情況、監測病人的照護品質，並且讓病人得到持續性的關注？一開始，我們覺得需要擴展門診護理師的角色和功能，因此，挑選了幾位資深的門診腫瘤護理師，開始接受個案管理的訓練，成立第一支乳癌個案管理師的隊伍。

一直以來，臺灣的醫療給付是論量計酬，對於「以診療品質與結果，做為給付基準」的認識並不多。至於護理師的工作分配，過去都是跟著醫師的門診做調派。

如今，我們嘗試以病人為主（中心）的模式，是一個全新的經驗。因此，除了護理師的訓練，工作內容的重新規劃，和個管師在醫療團隊的角色功能等，皆經過幾年的摸索與發展，逐漸獲得醫療團隊和病人及家屬的認同。後來，臺灣各個醫院也陸續成立個案管理師制度，早期其他醫院的個管師，幾乎都是來和信醫院觀摩學習的。

2008 年,「臺灣腫瘤護理學會」開始舉辦腫瘤護理個案管理訓練,並於隔年舉辦腫瘤護理個管師認證考試。如今,腫瘤個管護理師已經成為癌症照護團隊不可或缺的一員。

2010 年,國民健康署癌症診療品質認證計畫,更進一步將腫瘤個案管理,列為評鑑基準之一。個案管理師制度的發展,從最初觀念的引入、建立模式、到成為評鑑的基準,已經走過十個年頭。雖然許多醫院為了參加癌症品質認證,而紛紛設立個案管理師制度,但目的往往只是為了通過評鑑而設置。

為病人而不是為評鑑

從我們的經驗,個案管理確實帶給病人許多正向的影響。從病人的回饋中,我們也得知,大多數病人都希望在醫院裡,有一位認識的人能夠幫助他們。而個管師的存在,的確會讓病人安心許多,就好像自己在醫院有一個熟識的朋友一樣,有任何問題,都可以找這個「熟人」來幫忙解決。

從醫院角度來看,醫療團隊也需要個管師。不同科別

的醫療團隊，會在不同的診療階段接觸病人，病人穿梭其間，例如：外科、內科、腫瘤內科、放射診斷科、放射腫瘤科等等，病人有時在門診，有時又會入院治療，透過個管師才能充分掌握診療過程中的每個環節，把每一項治療所接觸的點串連起來，除了提升照護病人的完整性和持續性，也增進醫療團隊之間的溝通和協調。

從很多研究證據顯示，用心照顧病人，就會有好的治療成果。這樣反而會減少病人反覆進出醫院，和不預期的急診就醫。病人治療結果好，則能減少腫瘤復發或轉移的機率。長期來看，醫療品質提升，病人結果變好，也減少醫療花費。黃達夫院長經常說「最好的醫療，是最經濟的醫療」就是這個道理。

雖然個管師的存在，帶給病人和醫療團隊實質的幫助，然而個管師所提供的護理服務，既不屬於門診、也不屬於住院服務，以健保的思維來說，是無法申請到任何護理費或處置費用的，醫院需要自行吸收這個部分的人力，或其他軟硬體成本。這是腫瘤個案管理師制度發展的潛在隱憂。

今日臺灣多數的醫療機構，因為評鑑的要求而設立癌症個案管理師，大多就以評鑑要求的最低人力標準，計算

所需。因此，一位個管師往往同時間管理好幾百位病人。除此之外，個管師還需要負責蒐集品質指標，處理許多文書作業，經常疲於奔命，而無法充分發揮功能與專業，病人也可能因此而感受不到，個管師存在的價值和重要性。

延伸到醫院圍牆外的照護服務

癌症治療的進步，已經讓病人的存活率提升，存活期也大大的延長。癌症存活者，無論是在治療照護上或是生活上，都面臨許多挑戰，包括治療的抉擇、治療中的副作用、治療後的後遺症、擔心轉移和復發的風險、生活型態的改變等。

這些問題伴隨病人，但卻不一定只是發生在門診就醫時或住院中。所以，幫助病人和家屬適應罹癌後的生活，是很重要的。

腫瘤照護個案管理師的角色，不同於病房或門診的護理師，他們所提供的照護不局限在醫院的屋頂下，醫療照護可以跨越醫院的那道牆，延伸到病人的所在處，個管師可以像是病人的家庭護理師。

癌症治療的進步，也讓許多即使無法治癒的癌症，也

可以被控制和處理相當長的時間，所以有些已經被治療過的癌症，可視為慢性疾病。這些病人往往需要長期接受追蹤或治療，大部分的治療轉為口服的型式，病人需要自行服藥（就像糖尿病和高血壓的病人），病人自己也要負起對疾病控制和管理的責任，例如：病人需要遵從醫師的治療計畫，以及學會評估和處理部分的副作用等。因此，如何幫助和持續支持病人，提升病人自我管理疾病的效能，個案管理師的角色將更為重要。

我們的病人是否真正感受到護理照護管理，所帶給他們的實際助益，無論是在醫療照護上、或是生活品質上，因而肯定個案管理師在他們治療過程的重要性呢？我們是否可以真實呈現個案管理的成果，讓這樣的好制度，不會因為健保沒有付費而消失呢？隨著癌症治療的發展以及病人的存活提升，二十年前所建立的模式，是否還可以應付現今和未來的挑戰呢？

在現行的制度中，個管師多半扮演著聯絡者和協調者的角色，或許比較被動地，扮演病人的諮詢者（當病人有問題詢問時）；如果可以更主動地評估和發現病人的問題，或是成為病人的「健康促進者」角色，對於病人將有更大的助益。

結合資訊科技的遠距照護模式

此外，在抗癌過程中，病人的積極參與，和具備正確的觀念，都是很重要的。結合科技的個案管理，或許可以更全面和持續地幫助病人。

例如，目前個管師都是藉由電話關心和追蹤病人的情況，假如能夠藉由資訊科技發展出遠距照護的模式，病人不需要到醫院，仍然可以時時刻刻受到醫護人員的關照，實現把照護服務延伸到醫院外面的理念。

藉由資訊應用或人工智慧，更能實現遠距照護管理，例如：可以監測病人的用藥、飲食、和生活功能等，適時提供提醒和新的資訊，不僅可以提升個案管理的效能，也同時增加病人自我照護的能力。「智慧醫療」是我們未來發展和努力的方向。

個管師持續提升自己的專業能力是很重要的，尤其在腫瘤照護的領域，新的治療和新的藥品不斷產生，要隨時維持自己的知識更新、與時俱進，才能和醫療團隊充分溝通討論病人的治療計畫，擔任病人在醫院的代言者，並且提供病人正確的資訊，幫助病人了解病情和治療計畫。

　　個管師是一個進階護理的角色，我希望個管師的專業和價值能受到病人、醫療團隊、機構和國家的認可，進而鼓勵和支持他們繼續往前邁進。如此，優秀的個管師對於癌症病人的照護，將有更大的貢獻！

〈Letter 5〉病人來函

抱歉，我把護理師罵哭了

張先生

◇ ◇

在住院的四個多月裡，

施醫師每天上午和下午

都會在我的病床前為我檢查，

直到我出院。

我從來沒有想過醫師可以這樣做，

為了病人，他犧牲自己的假期和週末。

◇ ◇

在此向貴院全體人員表示感謝和讚賞。我應該用中文寫，但我不善於用電腦鍵入中文，我幾乎三十年沒有用中文寫過文章了。

我是食道癌病人，在貴院接受了治療，現在康復回家已經一年。我覺得我現在的身體狀況良好，甚至比治療前更好。再次感謝貴院，如果不是來貴院治療，很難想像我的病情可以有如此的進展，感謝上帝帶領我來到貴院。

特別要感謝我的主治醫師施醫師和護理師洛茵，如果不是因為他們，我可能錯失在貴院手術的機會。當初我拒絕做這麼大的手術，是害怕術後身體會變得很虛弱，這是我從其他醫院得到的資訊。對我來說，虛弱比死亡更可怕。

在貴院住院的四個多月裡，施醫師每天上午和下午都會在我的病床前為我檢查，直到我出院。我從來沒有想過醫師可以這樣做，為了病人，他犧牲自己的假期和週末。我離開貴院回家後，他有時也會打電話給我，只要我有需要，隨時可以聯繫到他，他就像我的家庭醫師一樣。

我在加護病房（ICU）昏迷了一個月左右，在轉到普通病房前的那兩三天裡，我還記得加護病房的護理師為我

清理身體，把我照顧得很好。當然，我也沒有忘記普通病房的護理師，她們對我也是一樣悉心照料。

我的脾氣不好，不太有耐心。其實我在手術後的恢復過程並不順利，有幾次嚴重的感染，我知道任何一次感染如果沒有控制得宜，都會讓我陷入險境。有一段時間，我的復原狀況很差，我甚至覺得，我可能沒有機會恢復了。

後來我開始責怪施醫師和洛茵護理師，因為是他們勸我接受手術，讓我走到懸崖之上。我把洛茵罵哭了，我也知道當時施醫師很不好受，但他們都不聲不響地接受了，還把我照顧得很好。

我知道我的投訴，不僅在貴院廣為流傳，也在一些醫學生中流傳，這是我後來從一些實習生那裡得知的。為此我覺得很抱歉。最後，我還是要再次向貴院全體員工說聲謝謝。

〈院長回信〉

我們的誠意，
病人終究是會感受到的

您好！

來信敬悉！從您來信的內容，得知您過去一年身心經過了一場很嚴峻的挑戰。很高興知道您的情況已經逐漸好轉，您自己覺得目前的健康狀況比治療前還好。

我更感謝您寫這封信來肯定施志勳醫師、林洛茵專科護理師、加護病房及一般病房的護理師們。最讓我感動的是，您為自己在住院期間一些情緒反應，造成醫護人員的困擾而道歉。您大概不會知道，您這封信對於我們醫院的醫護人員的衝擊有多大？

怎麼說呢？有一陣子，護理人員在病房碰到幾位較困難處理的病人，情緒難免受到影響，整個病房的士氣低落。護理部主任告訴我，不管是什麼理由，當病人發洩情緒時，很少針對醫師，受災的總是護理人員。如果醫院不

能幫忙處理的話，有些護理人員將會離開護理工作，將會是醫院很大的損失。我只能苦口婆心地勸導她們，我們都是沒有病痛的健康人，相對的，癌症病人身心上的創傷都很大，當他們面對生命的不確定性，不知道自己是否有機會康復，也不知道痛苦哪天才能解脫時，那種煎熬絕對不是我們可以想像的。所以，有困難時，我們一定會設法支持我們的醫護人員，但是，我們仍然要修煉自己，去隱忍、包容、體諒病人。

從您的來信，我看到我們的醫護人員通過了這樣的考驗，讓我感到很是欣慰。您這封信正好讓我們的醫護人員領悟到，委屈固然不好受，但是我們的誠意，病人終究是會感受到的。

祝您 平安愉快

黃達夫

〈院長專文〉

病醫關係是相互的體諒

黃達夫

前一陣子，接二連三地碰到幾位與我們失去互信的病人，造成在第一線照顧病人的醫護人員極大的困擾。

我了解醫護人員的困難，因為，病人的問題都不是病房護理師造成的，但是，她們卻不能因為病人不理性，而拒絕照顧他們。可是，當病人態度不友善、不合作時，護理師就很難執行她們的工作，病況就更難好轉，而陷入惡性循環，這時，醫院必須積極地設法協助，化解困境。

但是，我們都知道癌症病人所承受的身心創傷都很巨大，當他們面對生命的不確定性，既不知自己是否有康復的機會，也不知痛苦哪天才能解脫時，那種煎熬絕對不是我們所能想像的。

所以，碰到困難的病人時，我仍然希望大家隱忍、包容、體諒病人。委曲固然不好受，但是，我相信我們的誠

意，終究是會被病人感受到的。不論如何，這是醫療工作者，必須經歷的修煉。

用專業與耐心，說服病人開刀

最近，我接到一封病人張先生的感謝信，讓我既感欣慰，更感驕傲。因為，我們的醫師與護理師通過了上述的考驗。

張先生是一年前接受食道癌手術的病人，他覺得他現在的身體狀況，比開刀前還更好。他除了感謝我們全院同仁外，特別感謝，在他超過一百日的住院期間，包括週末及假日，沒有一天間斷，早晚都去看他的外科醫師，以及一位門診護理師。

張先生說，如果不是他們給他信心而接受手術，可能他今天的情況就不一樣了。原來，張先生來到我們醫院前，已經去過幾家醫院，醫師都告訴他，較晚期的食道癌手術是個重大的手術，所以，手術後，身體無法恢復原來的狀態。他心想不能過正常日子的話，寧可不要活下去。所以他期盼我們能夠提供不同的選擇，當醫師還是建議手術時，他原來很猶豫，很排斥。

　　門診的跟診護理師深恐他拖延或去尋求另類療法，而失去了治癒的良機。就很誠懇地跟張先生說，如果張先生是她的家人，她也會說服他接受手術。張先生決心開刀的前一晚，這位護理師特地到病房探訪、打氣。術後，也常在下班後，到病房慰問。

用同理心，化解病人誤會

　　很不幸的，張先生雖然體形魁梧，但因有血壓及糖尿病控制不佳的問題，導致傷口癒合不好。更不幸的，其他可能發生的併發症，接著也發生了，因而，住院時間愈拖愈長，其間還危急到進了加護病房。

　　這一切的不順利，造成張先生身心的煎熬，他開始後悔，當初開刀的決定，就怪罪當初勸他開刀的醫師與護理師。有次護理師到病房探訪時，他把她趕出病房，隔天還跑到門診去斥責她說，他這一切的痛苦都是她造成的。這位護理師只是默默地承受，一邊哭泣，一邊跟診。

　　事情過了一年後，張先生來信，非常鄭重地為他當時的言行，向我們的醫師與護理師致歉。如今，他們不但關係已經修復，而且成為知心的朋友了！

〈和信幕後〉

午餐音樂會：
媽媽，我唱歌給你聽！

鄭惠文
（和信醫院文教部）

　　文教部經常主辦午餐音樂會，但是今天的氣氛滿特別的。

　　這一天，由團長、吉他兼主唱胡耀君領導的「凱宥Key 樂團」，第二次到和信醫院來演唱，今天樂團邀請了年輕的女歌手黃薇帆、Keyboard 手李文堯、小提琴黃可舒，以及擔任音控、也是第二主唱的李承翰，一起到和信醫院來演出。他們知道此行，是為癌症病人及家屬打氣、演唱的，二話不說，全都一口答應義務演出。

　　節目一開始，由主持人告訴觀眾，這一個由年輕人組成的樂團此行的用心及意義，接著歌手們就邊唱邊談起他們的人生經歷。

原來，除了團長是病人家屬之外，幾位表演者中，兩位年輕人也是癌症病人。現場音效控制的李承翰，在他十一歲的時候，曾經是和信醫院的小病人；荳蔻年華、甜美的女歌手黃薇帆，也大方和大家分享自己罹患乳癌及治療的感受；團長胡耀君在節目開始的前一刻，從樓上把正在和信醫院住院的胡媽媽，接下樓來看他們的演出。

這次的演唱會，可以說是病人和家屬的感恩演唱會，胡媽媽似乎忘記自己是正在住院的病人，一到觀眾席就拎著點滴架走來走去，為樂團加油。

「耀君是一個貼心的孩子，」胡媽媽掩不住欣慰之情地說道：「雖然他工作很忙，要去外面唱歌，但是我在和信醫院已經住院一個月了，他每天晚上一定會回到醫院幫我洗澡。」

「一開始幫媽媽洗澡，讓他有一點害羞，」她說：「但是我告訴他，我是媽媽，我幫你洗過好幾年的澡呢！我正在打化療，輸管和點滴架要隨著我，礙手礙腳的，但是耀君很貼心很小心，他知道怎麼樣幫我洗澡，才不會弄痛我。」兒子幫媽媽洗澡，在醫院並不多見，護理師們都對耀君印象深刻，也很為他的孝心感動。

胡媽媽說：「他唱歌下班以後，就到醫院來照顧我，

不只幫我洗澡，幫我擦背，還幫我穿衣服，幾乎每天都沒有離開我。」

一種同舟共濟的感覺

因為臺上演唱的是癌症病人的子弟，還有本身就是癌症病人，似乎一種同舟共濟的感覺，臺下觀眾今天的情緒特別高昂。溫馨感人的曲目，臺上一邊表演，臺下也一起唱和，許多病人從和信醫院各樓層環繞俯瞰音樂會，就像在音樂廳的包廂一樣。觀眾專注的眼神，可以感受到他們從歌聲裡回顧了自己的故事。

胡媽媽說，耀君雖然年輕，但是在醫院看到這麼多病人，感觸很深：「我聽過我兒子講過最感動的一句話，他說：『媽媽，天下的媽媽，每一個媽媽都只有一個，女朋友可以再交，但媽媽只有一個。』我聽了這句話，心中非常感動。」

胡媽媽本來就是和信醫院的病人，一直以來都控制得很好，指數也都很漂亮。後來有一天，晚上忽然就覺得有點吃不下，馬上來急診，就這樣住院治療已經一個月了。

「你是不是一直想著要參加耀君的婚禮呢？」

「那當然啦！我就是靠這個希望活下來的，我不但要參加這個孩子的婚禮，我還要看他生孩子，我要做阿嬤，這也是和信醫院給我的希望。」胡媽媽開心地望著兒子說。

改變生命的故事

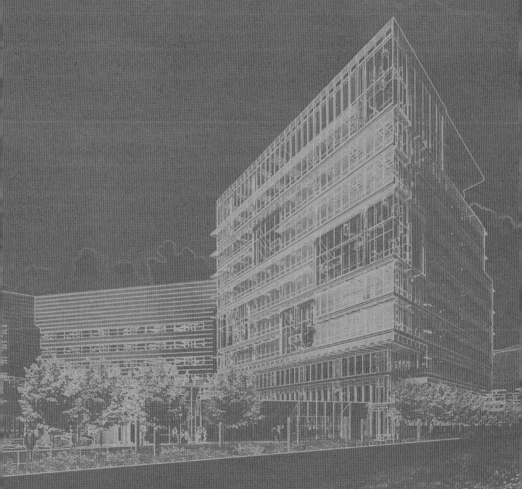

第三章

團隊思辨：
創新心法，聚焦行動

〈院長專文〉

攀登生命中的第二座山

黃達夫

（本文取材自 2021 年和信醫院新年演講）

　　2020 年席捲全球的新冠肺炎疫情，使得世界各國民生和經濟都受到劇烈衝擊，許多人被封城令困在家中，被迫減少、甚至中斷與他人的實體互動。這樣突如其來的轉折，將我們加速推向改變的臨界點，當過去的習慣無法延續，我們將面臨什麼樣的新選擇？而又有哪些理念，在經歷時間的淘選後，仍然值得我們信仰？和信醫院剛過完三十歲生日，現在，也撐過了辛苦又不平靜的 2020 年，希望大家和我一起思考，此刻的我們，手中握著哪些優勢或機會？我們又面對哪些挑戰？

　　從我們歷年的服務量比例來看，住院服務量雖然逐年下降，現在每位病人平均的住院時間已經縮短到 3.6 日，門診服務量卻逐漸上升，我相信未來門診服務的比例會更

高，包括遠距醫療。因為人工智慧、大數據和物聯網等科技的發展與應用，將引領醫療服務朝向更遠距、更方便病人、照護更全面、更完整、更精準、更智慧的走向前進。大致上，只有在診斷及治療的時候，必須到醫院。大部分病情的追蹤可以遠距完成。一些不複雜的處置，也會走向居家照護。

要讓病人就診時更方便、更舒適

面對這個趨勢，我們已經開始做準備，現在，醫院的行政和研究部門已經全部撤出醫療大樓，移到新建的教研大樓，醫療大樓將全部留給病人使用。但是，我們並不是要增加更多病房，而是要讓門診的安排更有效率，讓病人就診時，更方便、更舒適、更少壓迫感，讓病人候診的時候，心情好一點。

將來門診的設計，將朝向方便病人在同一個診區看到所有照顧他的醫師。譬如，頭頸癌門診區，有頭頸外科、腫瘤內科、放射腫瘤科醫師在同一時段，同一地點，一齊看病人，一方面病人不必在不同科的門診區奔波，一方面也方便醫師就在當下一齊討論病情。另外，我們也會增加

手術室、恢復室，並為新的手術儀器預留空間。

自 2003 年，人類基因組計畫為基因解碼後，經過了將近二十年。到去年（2020 年）2 月，國際癌症基因組研究聯盟，發表了全基因組泛癌分析，固然是基因研究的一個重大里程碑，但是，研究者也發現，癌症比我們想像的複雜許多，致癌的原因非常不單純。以目前的知識，能夠應用於臨床治療上的，還很有限。如何經由更多的研究，讓癌症的治療更精準，是未來研究的方向。所以，我們計劃設立分子醫學研究中心，利用我們三十年累積的病理組織及臨床經驗的優勢，進行更深入探討，希望有一天能為每一位病人找到最有效的治療。

把病人的利益放在自己的利益前面

《紐約時報》專欄作家布魯克斯（David Brooks）近期出了新書《第二座山：當世俗成就不再滿足你，你要如何為生命找到意義？》。在這本書中，他寫道：「曾經看過不少人嘗盡成功滋味之後，卻仍然感到內心空虛、徬徨，因此開始攀登人生旅途中，更高大的第二座山，尋覓比個人幸福更深層、更廣闊的生命內涵與價值觀，由『為自己』轉變成

『為他人』的時候，他們的心靈才頓時感到無比的富足。」

　　身為醫師的我，如今在醫療界服務已超過五十年，我發覺自己很幸運，因為醫療人員工作的特殊性，讓我能以一己之長，來照顧生病受苦的人，而且，從事醫療工作，如果要把這個工作做好，就是要把「病人的利益放在自己的利益前面」。所以，我們在攀爬第一座山，精進自己專業的同時，也登上了第二座山。因此，我這一輩子不曾感到空虛、傍徨，倒是經常覺得好多該做、想做的事情，還沒有做。

　　很多同事問我，成就如何計算？何謂成功？但我想反問的是，人生是以滿足個人慾望為目標，還是以幫助他人做為衡量的尺標？請大家想想，人生的終極幸福如何定義？你們都已經達到了嗎？還是正在朝著那個目標前進？

　　布魯克斯在書中寫道：渴望，決定我們將成為什麼樣的人（We humans are defined by our desire.）。我認為所謂的渴望，是每個人心中希望達到的目標，而這個目標有多遠大，取決於我們的能力、對未來的熱情，以及對自我生命意義的探索。

　　回臺灣之前，我不斷思考自己想回國開創一個什麼樣的事業，後來我歸納出下列幾項，包括：

一、建立一個以信任為基礎的醫療機構。

二、在這機構裡，大家能夠一起追求真理。

三、一起共事的大家都能夠互信互賴。

四、建立一個安全又舒適的環境，讓病人能夠得到良好的照護，同仁都能在這裡愉快地工作。

五、希望機構裡的所有人，對未來都能永遠充滿期待，相信未來一定會更好。

六、機構裡的每個人都勇於負責。

七、能夠永續地服務我們的病人。

八、成就一間有靈魂、有思想、有原則的醫療機構。

過去幾年來，我不斷在內心問自己，我距離這個目標還有多遠？還有哪些事情等著我去做？我還要完成哪些事情，人生才算圓滿？

經過多年的思考，我發覺人生意義的答案，並不在旅途的終點；這一趟漫長、充滿挑戰與驚奇的旅程本身，就是人生的意義。只要永遠保有好奇心和希望，持續地開創與累積，就能夠看見更多美麗的風景。

所以，請大家隨時傾聽內心的聲音，問問自己，這個機構是一個讓我領薪水的地方？還是讓我揮灑的空間？當

大環境不斷改變，我的立足點在哪？明天的我能夠做哪些
事情，讓每一天的旅程都有新的收穫？

一間「有機」的醫院

　　「以病人為中心」是我們最重要的理念，許多醫療機
構也喊著這個口號，但唯有努力實踐了三十年的我們，才
明白「以病人為中心」是一件多麼困難，卻又如此重要的
信念！

　　和信是一間「有機」的醫院，同仁們來自各種不同專
業領域、不同年齡世代，擁有不同的價值觀與個人特質，
但我們共享著相同的理念，一起努力為病人減少痛苦，並
在這個鼓勵學習、鼓勵認錯的環境裡，發揮合作精神與責
任感，全力以赴去減少癌症對臺灣的威脅和負擔。我們還
要凝聚多年的寶貴經驗，培訓年輕一代的醫療人員，我們
也專注於進行癌症臨床、基礎及相關科學研究，不斷追求
創新和卓越。

　　在今天這場演講中，我向各位提出許多問題，諸位或
許無法馬上有答案，這沒有關係。但請大家把握，能夠靜
下心來思考的片刻時光，因為在瞬息萬變的時代，反思與

自省的能力顯得更為重要。

我們也要珍惜，在人生路上陪伴著我們的家人、朋友、同事、和將生命託付給我們的病人，與這些人的相遇和相處，正在形塑著我們的生命風景。祝福大家來年更有所成長與收穫，在放眼未來、追求理想的同時，也能掌握住，湍急的時代洪流裡，那些經過強力沖刷，仍然堅毅不搖的智慧寶藏。希望各位都能充滿勇氣，迎向改變，並對未知充滿好奇，因為唯有迎向改變，才能找到自己不變的定位。

〈醫師專文〉

先改變文化，才能幫助病人

譚傳德

（血液及骨髓造血幹細胞移植多科整合診治團隊醫師）

　　1995 年 6 月，我在臺北榮民總醫院完成了三年的內科住院醫師訓練，以及兩年的血液科專科醫師訓練，之後即面臨了抉擇：是要繼續留在臺北榮總血液腫瘤科繼續鑽研等待升遷，還是要轉往其他的醫院服務？

　　當時個人對於「國內醫院照顧癌症病人，基本上是不同科各司其職，很少互相合作」的傳統觀念，感到相當遺憾與無奈。正好有機會聽到當時孫逸仙治癌中心醫院黃達夫院長的癌症照護理念，他認為一套完善的癌症病人的治療，必須要腫瘤外科、腫瘤內科及放射腫瘤科等通力合作，彼此截長補短，找出對病人治療效果最好的組合，而不是對醫師最方便的治療順序。因為認同孫逸仙醫院以病人為中心的團隊醫療作業模式，我在 1995 年 7 月 1 日開

始加入這個大家庭。

在當時，全臺灣任何一家治療癌症病人的醫院，基本上是外科醫師手術完成後，就根據個人的經驗或者是國外的醫療文獻（而非團隊的討論），就自己決定這位病人是不是應該接受化學治療或是放射治療。

如果需要化學治療，通常是由外科醫師自己給予化學治療。如果需要放射治療，就轉往放射腫瘤科醫師接受放射治療，直到病人往後不幸癌症復發、甚至多處轉移，才可能把病人轉介給血液腫瘤內科醫師，做後續的全身性化療。

在 1990 年代國外的教科書，或者是最新的醫療文獻上所倡導的多科際整合的概念，例如外科醫師在手術前，根據病人的病情，需要轉介給放射腫瘤科醫師做放射治療，或血液腫瘤內科醫師做前導性的化學治療等的多科合作的關係，在當時的臺灣各大醫院是完全看不到的。

團隊醫療是病人之福

而從 1990 年和信醫院創院開始，就一直在推動多科際整合的團隊醫療。當我親身參與這樣的治療過程後，我

深深地感覺到，以往在臺灣的醫師養成訓練，是多麼地缺乏像先進國家一樣的多科際整合、共同合作，來為病人提供最佳治療的觀念。

從 1990 年到 2020 年的今天，所謂的多科際整合治療，從一開始被臺灣醫師嗤之以鼻，認為不可能，到慢慢有愈來愈多的醫師認同這樣的理念，到近年全臺各大小醫院都在強調多科際整合的概念，甚至不管有沒有真正做到，它已成為流行趨勢文化，每一家治療癌症的醫院，都在標榜多科際整合的醫療團隊。

所以，在臺灣癌症醫療的發展上，黃院長的篳路藍縷功不可沒。他以宣教士的精神，持續不斷地播種這一個信念，而且數十年如一日，不斷地監督我們必須如此做，直到今天。因此，在和信醫院同事之間彼此默認的信念，就是我個人不可能單獨完成一項工作，除非有我的好同事不斷地支持我，不斷地彌補我的不足，由眾多的同事聚集成為一個團隊，才有辦法把工作整個完成，也才有可能做到最完美的地步。

就一般的觀念，我們常常以為，當病人需要其他科的參與時，就是會診該科的醫師來協同治療。但是，在和信醫院，當我需要會診其他的醫師來幫忙病人的時候，我不

是向病人說：「你去掛某某科的醫師或是寫一張會診單。」除了我，醫院裡有很多的同事，也都會主動先親自跟對方醫師打電話說明「這位病人有什麼什麼的狀況，而需要你的幫忙」。慢慢地，這個「我需要你的幫忙」，就成為我們同事之間的一種文化。

不僅如此，黃院長也經常提醒我們：醫療團隊中，護理人員的重要性。因為醫師常常一天才看住院病人一次、兩次，可能只有五分鐘、十分鐘，門診病人每次最多也只是看二、三十幾分鐘。

但是，護理師照護病房病人卻是全天候的。在這裡，我們很早就有專職的門診護理師，以及病房的資深護理師留下聯絡方式，讓平常居家的病人可以直接找到護理師，轉告醫師來做突發狀況的處理，不需要透過任何的關係，也不需要是 VIP，就因為這所醫院的醫護同事們建立了「在意病人」的文化。

有許多親朋好友和病人都問我，為什麼你們醫院不加開夜間門診，能夠讓更多的病人更方便地就醫？我想，在臺灣許多的公私立醫療院所，都提供了類似的服務。但是在黃院長的理念當中，身為一位醫師，夜間不僅是一整天工作下來，要好好休息的時間，也是與家人團聚的時光，

也是自己不斷進修，閱讀書籍、醫學文獻，提升個人醫療知識、經驗水準的時間，所以在他的堅持之下，我們醫院一直沒有開夜間門診。

設計對病人安全的環境

多年前，醫院評鑑時，有位評鑑委員是其他醫院的教授及主任，看到我們每一間或者每兩間病房外面就有洗手臺，還有牆壁上都有酒精消毒的裝置，就問我們：「為什麼有這麼占空間的設計？」我們回覆，是因為感染控制以及病人的安全考量。當時這位醫界前輩當著大家的面，講了一句話說：「你們感染控制做得那麼好，那麼抗生素的使用不就比較少嗎？」也就是說，我們多花了錢做感染控制，結果賺取抗生素用藥的利潤不就減少了嗎？

大老講話我們當然不敢造次，但是我們心裡明白，我們做的是對的事。我們也明白，嘲笑我們的他們，也知道其實這樣多花錢做感控，卻少賺抗生素的錢，才是在做對的事。堅持做對的事，就是黃院長帶給我們的文化。

回想 1995 年，結束了臺北榮總三年的內科住院醫師訓練，以及兩年的血液專科醫師訓練後，我踏進當時的孫逸

仙醫院接受腫瘤專科的訓練。一年以後升任血液腫瘤內科的主治醫師，以及通過中華民國癌症醫學會專科醫師的資格。那個時候，血液腫瘤內科只有四位主治醫師，每一個人要負擔各式各樣的癌症病人的照護，不僅對醫療上要面對多種繁複的病人狀況，同時也要參與訓練新一代的住院醫師以及專研醫師。

在二十多年後，經年累月下來，我們也訓練了許多位專研醫師，之後升任主治醫師，讓我們不斷有新血加入。如今，累計到十四位主治醫師，可以各司其職，每個人能夠針對自己更有興趣的領域，做更深入的鑽研，而能夠對病人的照護水準更進一步的提升，也能不斷地在醫學會上提出我們醫院的治療經驗以及相關的論文發表。我們也很高興，能與臺灣的各家醫院通力合作，彼此交流心得。

如今和信醫院照顧的病人，大約是臺灣的癌症病人的十分之一，我們也有多位同事能夠在中華民國癌症醫學會、臺灣血液病醫學會、臺灣骨髓移植醫學會、以及臺灣癌症安寧緩和醫學會，擔任理監事的職務，而且也能夠不斷地有新的論文在每一年的國內國外的學會上發表。我很幸運在這二十五年當中，見證了和信醫院的扎根與成長，並參與培育新一代的醫師們。

思考如何提供更好的照護

　　隨著病人的增多，在不斷忙碌當中，我們更需要有時間靜下心來，思考我們每天的所做所為，到底對病人帶來什麼？也要不停地反省，我們是否還是堅持我們的初衷，繼續為病人的照護盡心竭力，與同事們攜手同心貢獻於醫院？

　　在我們照護病人的量增多的時候，固然會讓醫院的營收增加；但是也要經常回過頭來想，我們有沒有在什麼地方，犧牲了醫療的品質而不自覺？因此，對於醫療上的問題，我們每週都有臨床病例的討論，來檢討治療上的缺失，甚至，因對於病人的照護意見不一致，導致同事之間有時會有相當大的爭執，但是卻不留下嫌隙。

　　此外在與病人的相處，言談舉止上是否有不周全的地方等等，都要不斷地被提醒和檢討，和信醫院才能夠成為一個值得病人信賴的醫療環境，成為一個同儕之間相互學習的場所，成為一個貢獻臺灣癌症醫療照護的標竿，這就是我們要努力達成的終極目標。

〈醫師專文〉

讓重症病人的照護，
有了全方位的周全

陳榮隆

（小兒血液腫瘤科醫師）

　　第一次認識和信醫院，是差不多二十年前。當時自己剛為東臺灣啟動了骨髓移植病房、通過了東部醫學中心兒科部的審核，並領導跨足國際的骨髓幹細胞中心的醫務，身兼兒科部、骨髓幹細胞中心、骨髓移植病房三個部門的主任，年輕氣盛、志得意滿。有天，聽到在臺灣首創治癌中心醫院的黃達夫教授，要在風景秀麗的天祥太魯閣，舉辦兩天一夜的醫學教育研討會。

　　因為，當時醫界普遍認為，癌症專科醫院在臺灣是不容易經營的，所以，有點想看看到底是什麼樣的人，才有這樣的傻勁。

原是抱著犒賞自己，半度假的心態參加。但那兩天，我學到受用一輩子的啟發。我認識到，為什麼和信醫院可以在臺灣醫界，披荊斬棘地走出如此高難度的志業，以有限的資源，卻達成高水平，守護充滿重症、難症病人的癌症醫院。

那兩天，山光水色完全沒進到我的腦海，思潮傾注在黃院長一心要啟發後學、如何守護病人的和信心法：Problem-oriented、Evidence-based、Patient-Centered、Life-long learning 等等。

那天，有如武俠小說所描述，突然打通任督二脈，讓我往後醫學生涯，真正走向「以病人為中心」的思維！

然而，往後好幾年，我開始經歷諸多行醫生涯的動盪。多次的挫折，都發生在很多醫療團隊間及病醫互動的失調，一度令我對於處理重症失去信心。

更因為惡性循環的結果，當時任職的醫院不容許我收治重症病人。直到有一次，我婉拒了一位我以前照顧的病人，這孩子癌症復發，需要盡快移植，而想要轉到我任職的醫院治療，但我請他留在原來就診的醫學中心處理。

放下電話，悵然若失的感覺如此沉重，因為當初我讓

那小孩病痛解除的燦爛笑容，依然清晰。那夜難以成眠，我決定求助於以守護癌症病人為核心價值的和信醫院。

見證以病人為中心的照顧

黃院長面談時，開宗明義表明的就是「一切以病人為中心」。在談成而尚未正式就任時，我就迫不及待地參加早已有規模的和信骨髓移植團隊會議。令我訝異的是，黃院長都親身參與，而且，他對這些高難度病人的處置，要求到位的醫學知識、反覆推敲新醫療科技的利弊得失，從社會、倫理角度檢視整個過程的態度與熱忱，都讓我視界大開！

真正進入和信醫院工作後，我碰到的第一位病人，就是前醫學中心已經束手的血癌末期病人。這位病人的血癌在眼睛、腦部與骨髓中，捲土重來；在化療時，發生了敗血症、合併多重器官衰竭、黴菌感染腦部，化療又引起腦白質病變，同時又併發了顱內出血。前醫學中心的醫師，起初就向病人家長宣告了，幹細胞移植是唯一可治癒的路。但是，發生眾多併發症後，不敢冒這個會有極高死亡率的移植危險，病人於是轉來和信醫院。這時，我見識

到所謂和信的功能團隊網絡：經評估發現，病人腦神經缺損嚴重，包括四肢無力癱瘓、反射性咳痰能力喪失、大小便不能自解（小孩必須帶著尿管）、下視丘腦下垂體的當機，使得身體多重荷爾蒙失調等。小孩已經退化成如小嬰兒般，忘記如何畫圖、寫字。

於是，就針對這病人而組成神經、感染、呼吸等功能團隊，事前到位、擬訂策略。接著展開一場有社工師、護理師、身心科醫師共同成為我的後盾的病醫溝通會議，讓我開誠布公，向病人父母做了風險效益的完整溝通。

接著，面對這位高難度病人，無縫接軌進行預防性插管、及時做內視鏡、緊急使用標靶藥物等救命措施。我驚然發現，這正是我以前經歷過之挫敗的解決之道，就這樣成功地讓這癌末病人重生！

接下來，更多疑慮都能迎刃而解。當愁苦著，如果兒童各種不同器官的腫瘤需要切除，在和信醫院原來以成人手術為主的外科醫師，是否願意接手？「能麻醉、我就開」，卻是不約而同的答案。

而麻醉科與放射科合作，幫兒童病人裝置各部位導管、取深層切片，再難的步驟，我都沒看到一絲猶豫。

在這裡，單純的「以病人為中心」的理念，就自然凝

聚了志同道合的夥伴。也在這氛圍下，帶來並執行了許多新醫療科技，包括三重幹細胞移植術、藥物動力學監測平衡抗癌及毒性，抗癌臍帶血移植等。這些迅速引進的高端技術，確實造福了不少我們的兒童重症病人。

協助病人展現生命尊嚴的光彩

但是，走在前端的醫療科技，困難總是層出不窮的。

還記得引進半套相合移植術（HLA）時，第一位病人是何杰金氏淋巴瘤病人。病人在前面醫學中心已接受過多次傳統治療方式，包括多種抗癌藥（化學治療）及放射線治療，宣告無效後，再進行高劑量化學治療，合併自體周邊造血幹細胞移植。結果淋巴瘤於移植後兩個月內復發。此時，前面的醫學中心再給予一次化學治療，還是無效，腫瘤快速擴散。

她在這種緊急狀況轉來和信醫院，希望我們幫忙想辦法。我就告訴她，也許我們可盡速進行半套相合親屬異體移植。其實，當時還有幾種新醫療科技都正在發展中，如抗體藥物合成劑及免疫節律點抑制劑等新藥，這些到後來都變成何杰金氏淋巴瘤的救命藥物，但費用昂貴。

　　我記得黃院長在第一時間，就諄諄告誡，要注意不要太過躁進。他說，我們不能給病人不實際的希望，病人如果選擇不接受這種高風險的移植，也不是不對的選擇。那時，這女孩堅決地說，她要以剛克剛（五月天的歌），她因為肺部轉移嚴重，離不開氧氣，就這樣進入移植病房。但是，奇蹟沒有發生，這勇敢的女孩艱辛地度過移植，卻還是躲不過最後癌細胞的反撲。

　　有這經驗的提點，我們學會如何更適切地運用新醫療科技，像可能瞬間奪命的兒童再生不良性貧血。在這之後，半套相合移植術目前在和信醫院的解救率達 100％。另外，加入抗體藥物合成劑及雙特異性 T 細胞抗體於幹細胞移植療程，在和信醫院也成功搶救多位其他醫學中心轉來的血癌或淋巴瘤復發的癌末病人。我感覺到，在和信醫院有種不斷突破及改進的氛圍。

　　還有，和信醫院有著隨機可見的「雞婆力量」，常有令我嘆為觀止的靈性療程。

　　當護理師探知癌末年輕女孩，對尚未穿婚紗的遺憾，隨即聯繫開婚紗公司的病友家屬，並聯合文教部集體動員，為女孩籌辦了婚紗盛宴，女孩無憾地走完她人生最後一個月。

　　當社工師看到全聾、家貧、全身滿布腫瘤、愛寫文章的罕病男孩，竟主動替他努力爭取補助一臺電腦。雖然，電腦不在補助項目中，仍然讓他獲贈全新筆電，激勵他半癱的肢體，復健進步神速。

　　我看到，我們不一定可以打敗疾病，但，我們可以協助病人，與重症共處並展現生命尊嚴的光彩！

　　感謝黃院長從承諾守護癌症病人的初衷，傾力打造出和信園地，實現了我尋尋覓覓守護重症病人的一畝福田。它包含先進的多功能團隊，讓困難的照護，有了全方位的周全。

　　幾年下來，我有幸在這裡，參與解救各醫院轉來的復發急性淋巴性白血病、復發骨髓性白血病、高風險組織球疾病、復發淋巴瘤、神經母細胞瘤、再生不良性貧血、各式肉瘤及罕見疾病等等。在睿智的帶領下，我親身體驗，和信精神的初衷與進化，甚至覺得在此陪伴重症病人奮鬥不懈所滴下的汗珠，能匯聚成創造幸福的不歇泉，我萬分榮幸成為守護這福田的一個園丁！

〈醫師專文〉

團隊醫療實境：
「求你們救救我女兒！」

鍾奇峰

（乳癌多科整合診治團隊醫師）

「求你們救救我女兒！」隔著長桌，聲音雖然微弱，但我的心卻感到無比的沉重。在旁的社工師及個管師想必也肩頭沉重。

「她每天回家都一直哭。」三十未嫁的女兒，即使早已成年，也還是七十多歲老爸的心頭肉，「從小我就最疼這個女兒。」四十多歲才生這個女兒，加上亡妻臨終前的殷殷託付，聽得出他的不捨。

「我們會盡力的，但也要請您明白，復發的疾病真的很難根治。」粗黑的手指緊緊扣在一起，眉頭深鎖，叱吒風雲的商場老將，面對無情的病魔，一樣有深深的無奈。

父親問：「不知道你們團隊開會的結論是什麼？」我回想起上星期五團隊討論的情景。

　　星期五早上七點半不到，一群白袍人出現在一樓會議室，將近三十年的傳統，在此討論室中延續。大家就座後，先向大家報告病情。

　　病人在四年前罹患左側的乳癌，起初不以為意，沒有尋求治療，綠豆大小的硬塊長到整個乳房都腫脹疼痛，才勉強來到和信醫院就醫。打開紗布，左乳皮膚泛紅潰爛，靠近還可聞到淡淡的腐臭味。

　　面對這樣的情形，外科醫師判斷手術不可能切除乾淨，轉介到腫瘤內科。

跨科合作，為病人效力

　　幾十年前，這是難治之症。但近二十年來，手術前的化學治療，已經可以讓很多病人的腫瘤縮小到可以開刀，而近十年標靶治療的出現，更是如虎添翼，使得更多的病人開完刀後，連一顆癌細胞也看不到。所以，病人接受我們的安排，經過四個多月的化學治療及標靶治療之後，如同預期中的發展，腫瘤縮小到幾乎摸不到，原來的臭味不

見了，潰爛的傷口也癒合了。

接下來，外科醫師進行了全乳切除，術後病理報告只看到 0.6 公分大小殘存的腫瘤，拿出來二十幾顆淋巴腺也完全看不到癌細胞，反應十分良好。術後為了鞏固治療的成果，又做了六次的化療，二十五次的放射線治療，以及整整一年的標靶治療。

經過這麼一場全方位的圍堵戰之後，原本以為抗癌已經成功，沒想到癌細胞還是比我們頑強。就在最後一次標靶治療後的一個月，右乳皮膚開始泛紅。原本還以為只是一般的溼疹，抹藥膏就好了；沒想到面積愈來愈大，外科醫師做了皮膚的切片，結果，很不幸的，癌細胞真的回來了。

病史報告完，會議室的燈光暗了下來，像播放電影，放射科醫師在大型螢幕上，依序回顧病人所有的影像檢查。

「皮膚上的癌細胞雖然可怕，但是大家看一下這幾張乳房超音波。」原本黑暗中放大的瞳孔，又更張大了些，似乎有好消息要出現。「皮膚尚未呈現水腫的狀況，右乳及右腋下也看不到腫瘤，這和第一次的情形並不一樣。」「肝臟及肺臟也沒有轉移的現象，」核醫科的醫師也報告：「正

子攝影顯示沒有轉移的現象。」

開了燈，大家暗暗地鬆了一口氣。「病理科醫師的意見呢？」團隊負責人希望，各科醫師都貢獻自己的意見。

燈光又暗了下來，螢幕上出現一顆顆的細胞，眼睛適應不過來，有些刺眼。「這些分化不好的細胞就是癌細胞。和上次的癌細胞一樣，也是 HER2 陽性。」這些都不意外，但重點是：「顯微鏡下還可見到這些癌細胞沿著皮下的微血管及淋巴管蔓延。這種情形很容易到處轉移。」這就是皮膚會泛紅的原因。

狀況不妙，這絕不是簡單的遵照醫療指引，如同看食譜做菜般的簡單。但是團隊討論的目的，就是要凝結眾人的智慧結晶，替病人找出一條生路。

這時，外科醫師不慌不忙地拿出手機，手機上有他幫病人拍照的相片，手機輪流傳到大家的手上。「我仔細檢查過病人，皮膚上發紅的範圍約五公分，我有把握把它切乾淨。麻煩的是這區域靠近身體中央的胸骨，這地方需要補皮，但整形外科醫師評估後，認為可行，也答應要一起手術。」整形外科醫師今天雖然不在，但常是乳癌手術中最重要的隊友。

「癌細胞狡猾蔓延的程度，常常可以超過表面肉眼可

見，也非先進的儀器如乳房超音波、乳房攝影、電腦斷層、核磁共振、正子攝影所能看見。這種情形真的開得乾淨嗎？」為了病人好，針鋒相對，直話直說，不怕得罪人，是醫師團隊中常見的火爆場面。沒人接話，空氣瞬間凝結為冰。

「難道我們什麼都不做嗎？」反駁的聲音打破了靜默。你一言我一語，不是要炫耀學識淵博，而是要從不同專科的對話之中，找出最適合病人的治療。

「但做了真的會比較好嗎？」

不造成病人的傷害

在醫師誓言中說：在醫療中，「最重要的，是不要造成病人的傷害（Do not harm）。」手術會不會只造成傷害，卻於事無補？這個疑問，有人點點頭表示贊同。「也許手術後可以加上放射線治療，來補足手術的不足。」果然，我們最好的救援投手，放射腫瘤科醫師跳出來說話了，「我想我們還是可以盡力做點事。」隨著愈來愈多專科意見的加入，慢慢地，大家好像有點共識了。

「要做全切除、還是部分切除呢？」「在我們那個時

代，乳癌幾乎都是做全乳切除，深怕切不乾淨又復發。但是現在放射線治療、化學治療、標靶治療那麼進步，早就證明乳癌的復發與否，不是取決手術範圍的大小，而是其他治療是否成功。如果這位病人的病灶，外科醫師可以開得乾淨，我倒是支持局部切除就好，也可避免太大的傷害。」團隊負責人傳承了他的經驗與智慧。

「倒是要問腫瘤內科的醫師，這幾年術前化療及標靶治療很成功，這位病人要考慮嗎？」

「因為她剛結束標靶治療就復發，恐怕先給這些藥沒有效果，只是耽誤了治療的時間。」這個問題還算容易回答。「手術後要給予什麼樣的藥物治療呢？」難題永遠無法迴避。

HER2 陽性的乳癌一直都是乳癌中最難治療的，但是西元 2000 年單株抗體賀癌平（Herceptin）的問世，改變了一切，疾病控制率及長期存活率都大幅提高。但是這位病人的疾病似乎連這個藥都控制不下來，抗藥性如此頑強的癌細胞，還能有什麼好辦法呢？

「也許賀癌寧（Kadcyla）可以幫得上忙。」我嚥一嚥口水，微弱的聲音似乎也沒有太大的把握。醫界早已發現有些 HER2 陽性的癌細胞根本不怕賀癌平，所以急需新的藥

物加入戰場。賀癌寧結合了單株標靶抗體及化療藥物為一體，具有標靶藥物導彈般的準確性，又有化療強力炸藥般的威力。

「可是要打幾次呢？」因為之前臨床的試驗，治療的是末期轉移的病人，長期治療才能控制疾病。但是對於開完刀的病人，是否有效都尚且不知，更何況是要決定給幾次的治療。而且長期治療可能造成經濟上很大的負擔，以及較大的副作用。我心裡也沒有答案。

看出我的猶豫，不等我回答，團隊負責人就下了結論：「對於困難的病例，沒有標準可循，永遠有無窮無盡的不確定和疑問。我想我們就盡力吧！倒是治療前，也請社工及個案管理師協助，召開家庭會議，向病人及家屬好好說明。」

與病人家屬懇切溝通

面對困難的病情，除了醫療團隊的決心和毅力，還需要有病醫之間的互相信任，才能攜手共同邁進。向病人及病人的父親報告完我們的結論後，父親點了點頭。

雖然我們知道治好的機會極低，但面對病人及家屬的

託付，也只能挑起重擔，勇敢地往前走。

病人接受了手術，手術過程順利，檢體的邊緣都很乾淨。但術中取下右側腋下前哨淋巴結，卻意外地也化驗出癌細胞。病理科醫師說的沒錯，這些癌細胞絕對不是我們能輕易掌握的。手術後我們給了她六次的賀癌寧，接下來完成放射線治療。該做的治療告一段落，對病人來說是畢業典禮；但對醫療團隊來說，卻是另外一個未知階段的開始，看不見的敵人是否還在？我們完全沒有把握。但這時候的我們也只能祈禱。

六年過去了，癌魔沒有再來，我們還在繼續祈禱，希望她永遠不會復發。

〈護理師專文〉

只要病人有需要，我們就在那裡

許麗珠

（護理部主任）

　　三十年前臺灣的癌症病人，分散在各個醫院的各病房角落，由各科別的醫師依自己的想法主治病人，癌症團隊診療的概念是虛幻、縹渺不可及的。天佑臺灣，讓黃達夫院長為疼惜自己同胞得癌症受苦，放棄美國癌症專家身分回來，創立和信治癌中心醫院，堅持用心照護臺灣的癌症病人。

　　創院當時，在臺灣，我們沒有腫瘤護理的學習對象，所有的腫瘤護理專業皆需取經歐美。最初，邀請杜克大學醫學中心腫瘤護理長（此專家後來高升成為院長）到臺灣，親自指導第一批腫瘤護理人員，護理部同仁更透過廣泛萃取與翻譯相關新知，點點滴滴吸取腫瘤護理專業知能，一步一腳印的逐步建立各項腫瘤照護準則、技術標

準，協同醫療團隊發展各種癌症的臨床照護指引，發展腫瘤護理多元化的角色與功能。

和信護理秉持院訓：「專注、有恆、創新」，專心、用心於多元化發展腫瘤護理專業角色，我們協同醫療團隊成員，串起癌症病人照護需求的點、線、面，完整了癌症病人的照護模式與拼圖：

關懷一：從病人初診開始，門診護理師提供系統性完整的初診護理評估，創立醫護共寫平臺，開啟了病人與我們醫院的診療初接觸服務。接著，由 PAS（Patient Advocacy Service，照顧新病人的服務）從方便病人的角度，努力縮短檢查與確診所需的時間，及時撫慰與安定了初罹癌病人與家屬那顆焦急不安的心。

關懷二：各檢查單位都有護理師接力照顧病人，而不漏接。病人要做侵入性檢查或處置也不擔心，因為我們有安全、優質的檢查處置後或鏡檢後留觀照護，以及居家追蹤關懷，讓做侵入性檢查的病人不需要住院，不但節省了病人的住院費用，也為健保減少成本的支出。

關懷三：癌病確診後，癌症個管師即刻現身收案照護，自此病人在和信醫院有了自己專屬的抗癌夥伴，一路相伴與指引。當走過治療期，種種的照護問題與身心煎熬

的道路，身旁永遠有一雙守護的手在扶持。

關懷四：在病人接受手術的同時，總是有一群在等候室緊盯螢幕，焦急等待的憂心家屬，卻往往被人遺忘與忽視。但我們手術室護理師並沒有忘記他們，藉由定時去等候區關懷個別家屬，傳達家人手術的進程與狀況，提供瞬間有力的安撫力量，讓家屬可以安心、放心等待最親愛的家人從手術室出來。

關懷五：住院期間，我們有專業的病房腫瘤護理師，以及實力堅強的專科護理師，協同主治醫師共同打造住院病人照護網，包括擬訂病人診療照護計畫與進程、處理各項治療副作用、事前預防與偵測合併症的發生、給予詳實的自我照護指導與衛教……等。我們用心做到讓住院病人得以安心接受治療與照顧。護理師們展現專業、體貼、親切有溫度的照顧，不僅形塑了和信護理在業界具有高品質的聲譽，也獲得病人與醫療團隊極高的評價與回饋肯定。

關懷六：病人來到門診化療中心接受化療，出現任何不舒服副作用或過敏反應，護理師總能做好事前評估與早期發現，病人還來不及擔心時，護理師已經請示醫師及時處置好了；所以癌症病人在經歷多次化療經驗之後，隨著信任與安心，病人不再恐懼。病人需要放射治療時，放射

腫瘤護理師已經為他們準備好一切所需的優質照護,隨著治療劑量的逐日累積,病人常走在身心不適的煎熬、沮喪、想放棄的心情路上。

幸而,放射腫瘤護理師一直在身旁加油打氣!堅定地告訴病人:「你一定可以的!」有了這份深厚的革命情感,病人在結束治療後,常會主動返回放射腫瘤科與護理師親切問候,並告訴她們:「我現在很好,我在進步中,副作用有改善喔!……」病人可能不了解,他們真誠的回饋是如何地激勵著、昇華了護理心,給予我們源源不絕的寶貴能量!

關懷七:當病人從癌症治療畢業了,他們也帶著時刻擔心癌病復發的心情,回到家庭與工作崗位,在一點一點拾回自己原來人生的同時,心中陰影不散……這些心情我們長期追蹤團隊都能了解,進階護理師協同醫師為病人做仔細的追蹤及把關,任何復發跡象都不放過。不僅在癌症方面謹慎追蹤,進階護理師更藉由完整評估,發現病人現存或潛在的慢性病問題,安排必要的醫師轉介,妥善處置,讓病人的健康狀況可以回到有品質的生活。當看到病人鬆一口氣,臉上帶著笑容回家,就是護理師們最欣慰的事了。

關懷八：抗癌道路一路走來，有許多病人走向健康，但也有少數病人走向生命的終點，安寧照護護理師用溫柔與呵護，努力降低病人身心的不適，伴著他們回顧人生的精采與珍貴的回憶。在說再見的路上，病人不會孤單，有我們安寧團隊全程、全人、全家、全社區的照護陪伴一起走！

用心發展多元又獨特的護理照護

只要癌症病人有需要，我們就會用心去發展出多元化又具獨特性的護理照護。因此，我們創造了不少臺灣第一。

1991 年，我們首先推出癌症病人二十四小時服務，讓病人即使返家，也能獲得良好的持續性居家照護。當看到病人的血管，因注射化療而致傷害累累，不堪重複穿刺，於是，在 1998 年，我們首先在國內，引進為病人做周邊中心靜脈管路置入及照護。

在病人做化療之前，主治醫師就照會我們做血管評估，評估後，建議病人選擇最適合的人工管路（Port-A 或 PICC）。由於有放射診斷科醫師的支援，我們無論在置入

技術純熟度或整體照護成果，都相當傲人，不僅成為業界的標竿，多年來，也代訓許多來自香港、新加坡、馬來西亞與大陸的醫師與護理人員，目前也成為代訓臺灣各醫院培育 PICC 置入，與照護人才的主要訓練醫院。

由於做乳癌攝影或超音波的篩檢或複檢的病人，常需多次往返醫院，為了減少病人來回奔波的辛苦，1998 年，我們由婦女整合門診護理師，推出獨特性的乳癌專人專線服務，由護理師蒐集彙整所有檢查報告，讓醫師簽署後，郵寄給病人，以減少乳癌病人僅為看檢查報告而來回奔波看診。此服務也深獲病人與醫師肯定。

及時關懷，無所不在

為降低手術家屬等待的心情焦急，我們於 2000 年，由手術室護理師推出手術病人家屬關懷服務。為了避免化療病人入院後，才發現血球不足或其他原因不適合化療，又再辦出院的辛苦，我們於 2000 年推出由專科護理師主責住院前的門診服務，幫助病人住院前，先經過完整的綜合性評估後再入院。

癌症病人的治療成效，端賴是否能完整完成原先計

劃好的療程，所以我們於 2001 年推展乳癌個案管理師照護，因為專業角色鮮明，對團隊貢獻良多，此首創的照護模式也影響了目前全臺灣癌症個案管理師的發展。

有一日，黃達夫院長跟我說：「麗珠！我最近發現，剛確診癌症或高度懷疑罹癌的病人，從他們來我們醫院到開始治療的時間太長了，病人都非常焦急，我們來想想看，如何幫助他們？」因此在 2006 年，我們首創的 PAS 服務誕生了，將癌症診斷到治療所需的時間，從平均 26.7 天降到 15 天（包括向他院調閱病理切片、影像等的確認，並在團隊取得共識），執行成效斐然。

為了服務廣大的乳癌長期追蹤病人，我們 2009 年推出乳癌進階護理師照護。根據照護指引，提供細心的評估與追蹤，讓病人安心接受長期追蹤團隊的照護，而有效地舒緩乳房外科或腫瘤內科專科醫師門診的負荷與壓力，讓更多初罹癌的病人有更多空間被照護。

病人的抗癌道路是一步一腳印，沒有捷徑、也沒有後退的餘地。因此，在和信醫院各個角落都有護理師穿梭照護的身影。不管病人走在哪一段路上，護理師都在，我們用心串起並黏著所有的照護拼圖，讓病人的照護得以持續，而不漏接。

〈病人家屬回應〉

等我老了如果生病，
還會有這樣的醫師和醫院嗎？

王郁雅

媽媽原來是個很活躍的健康寶寶，五年前從單車摔下來骨折後，看過無數個骨科醫師和物理治療師，都無法舒緩她的骨痛。直到兩年多前，她確診一個全家都沒有聽過的血液疾病，那時我才深刻體會到五雷轟頂是什麼樣的感覺。我當下第一個反應就是掛號離家最近的臺大醫院，最後是因為爸爸的堅持，我們帶著媽媽來到了和信醫院。

這兩年多來，我慢慢懂得為什麼爸爸堅持要來比較遠的和信醫院。和信寬敞明亮的空間不像是個醫院，倒像是一棟在美國的現代公共建築。

因為常來，我慢慢發現這棟大樓有許多方便和保護病人的設計，像是一般門診就位在一進醫院的左邊，可以減少接觸醫院裡面因為正在接受治療而免疫力較低的病人。

　　醫院裡還有一個特別的區域給婦女門診，讓病人檢查時覺得安心，而繞圈圈像迷宮般的診間動線，也讓移動變得更有效率。我起初覺得和信醫院比別的醫院冷，花了一點時間適應，後來發現洗手間很快就乾了，應該是醫院為了減少細菌感染，刻意地控制溫度和溼度。我覺得最神奇的是，這棟建築是將近二十三年前在臺灣蓋的。

　　兩年多來，我們在媽媽門診與住院期間，接受了很多很多來自各方面的幫助，除了醫師、個管師、護理師，還有清潔阿姨和不認識的人們。我不喜歡麻煩別人，可是在這裡總是有人主動提供幫助，告訴我來醫院的人都是不方便的，所以要求幫忙是沒有關係的。這跟我一直以來習慣順遂和很競爭的成長環境是很不同的。

全人照護，安定身心

　　也因為是個生活白痴，醫院提供的各方面衛教，包括營養、復健、照護、救護車等等的資訊，對不知所措的我幫助很大。這期間，我還接觸了我人生第一次的芳療課。疫情之前，中庭常舉辦各種活動，像是衛教、氣功、音樂會等等。醫院的角落，常常充滿了撫慰人心的樂音。

我記得媽媽第一次住院時，碰到黃達夫院長正在巡視病房，他提醒我如何正確扶住媽媽的背架。那時因為想多了解和信醫院，一個將會長期照顧我母親的地方，所以對院長也充滿好奇。一個組織的領導人不但設定了 KPI（Key Performance Indicators，關鍵績效指標），也影響著它的文化，從而決定最後執行的成果——對癌症醫院來說，就是各種存活率和安寧照護的成效。

在這個充斥著醫師代言各種產品和 AI 概念被濫用的年代，其實我可以理解醫師也是凡人，醫院對他們來說就是一個工作的地方，是治「病」的地方。直到院長提到李國鼎先生支持他創辦醫院的故事，我一直很崇拜這位臺灣科技產業推手三、四十年前的遠見，沒有李國鼎先生，可能就不會存在有著獨特商業模式的臺積電。只是我沒想到，沒有他，可能也不會有為了幾十年後愈來愈多的癌症病人專門設立的和信醫院。

而眼前的這位長者，讓我理解和信為什麼是我現在看到的和信。是什麼樣的理想，讓這個組織同時包容著追求個人卓越和團隊合作，這樣看似矛盾的行為，讓醫院是個治「人」的地方，而不是純粹以治病和營利為主的企業。

我打從心底尊敬院長，他身為醫者的熱忱和慈悲，讓

我很感動，也佩服他兼具管理者的智慧和遠見。感謝他讓媽媽生病的時候，有信任的醫院可以去。我後來才發現，和信不只是個癌症醫院，它同時提供健康門診給亞健康的人。醫師護理師們力行運動的程度，還有 InBody 機器出現在醫院這些事，都讓我開了眼界。

隨著我愈來愈認識和信醫院，每次我陪媽媽回診，都覺得很安心。媽媽住院的時候，怡雯的細心也讓治療過程變得順利。看著這些和信人，我心裡想著，他們應該都以自己身上特有的和信 DNA 為傲吧！

耐心、細心、關心的照護

有一次媽媽長帶狀皰疹，譚傳德醫師要檢查她上背長皰疹的地方，我一股腦兒地把媽媽的衣服掀起，譚醫師馬上阻止我，要我先把診間的門關起來。雖然我心裡默默想著，外面走道也沒有人。我在和信醫院最感謝的人，應該就是譚醫師了，每次看到他，就心裡滿滿的感激說不出口。神奇的譚醫師不只用藥神準，也是個慈悲的好醫師。

媽媽生病後，我的壓力很大，本來美髮師都抱怨我頭髮太多剪太久，可是有一陣子我變禿頭，我紓解壓力的方

式，除了用各式各樣的運動操練自己的身體和心志，就是讀一堆似懂非懂的醫學文獻（medical abstracts），因為我太擔心媽媽了。我想，最煩人的家屬應該就是我這種不懂又亂讀一堆東西還亂問的。可是譚醫師不但沒有不高興，還告訴我有哪些主要的國際血液會議我可以追蹤，我讀著讀著，讀出了一點希望和興趣，壓力自然也小了些。

我的人生因為媽媽生病變得不一樣，也再次體會到，人生唯一不變的是無常。但是和信的經驗讓我的心開始變得柔軟，也讓以前橫衝直撞的我，慢下來重新體驗這個世界，我不再盲目追求光芒耀眼的明天。以前覺得平凡的一些小事，現在當下就可以讓我覺得很開心。

雖然媽媽生病是我人生中很重大的打擊和不幸，但是不幸中的大幸，是她找到了一位可以信任的醫師和醫院照顧她，雖然很悲傷，但是我的內心是充滿感激的。

我心裡想著，等我老了如果生病，還會有這樣的醫師和醫院嗎？

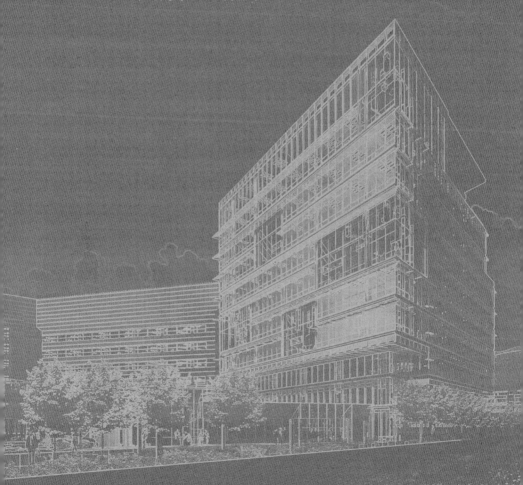

第四章

以病人福祉為中心

〈Letter 6〉病人家屬來函

今天，妻子雖然走了……

樓建華

◇ ◇

每見居家安寧護理師一介小女子，

親扛極重的醫療補充用品、藥材，

辛苦地爬上我家五樓，氣喘吁吁，

卻仍能面帶微笑，親切問安，

心中除了感恩，就是感激，

此刻，任何言語都是多餘。

◇ ◇

院長鈞鑒：

　　首先要感謝院長，能在院務百忙之中，撥冗閱讀此信。

　　我是病人李蔚林女士的家屬，妻子自 2013 年 3 月起，在貴院漸次接受化學標靶治療，並已於 2016 年 5 月 24 日在院病逝。

　　日前接獲貴院身心科寄來，對病逝病人家屬的慰問信函，文中字句透露著，貴院對過世病人家屬的無盡關懷與慰問，特致函表達謝意！

　　和信醫院目前是全臺首屈一指的專業治癌中心，是盡人皆知，且不容置疑。

　　在院長您的擘劃領導下，貴院各個團隊均表現出極佳的專業水準，讓我留下深刻印象。和信治癌團隊的功能，顯已發揮至極致，此點讓求診病人及家屬感佩不已，也藉此對團隊的各個醫護同仁，表達高度的肯定。

　　妻子在三年二個月，間續住院治療期間，受到貴院醫療團隊最佳的醫療照護，要感謝的醫護同仁太多：如血液腫瘤內科、安寧照護團隊等，各專科護理師及五、六樓南北病房護理站各護理師等，就不再一一表述。但我必須特別表揚兩位醫護人員，方能表達我內心由衷的感激。

妻子於 2013 年 3 月在他院進行腹腔手術後，始確診得知罹患大腸癌四期，隨即慕名轉至貴院，接受化學標靶治療。此期間，經友人推薦，由血液腫瘤內科黃國埕醫師主治。

黃醫師人品敦厚、熱忱親切、學養均佳，因而，彼此建立了長達三年餘的極佳病醫關係。黃醫師除了視病如親，診察之餘，亦不時噓寒問暖表達關切，讓病人無不窩心感動。對病人病情的解釋與建議，更是鉅細彌遺，總能站在病人的角度思考問題，進而提出最佳行動方案，讓病人能安心且願意配合。妻子是最大的受益者，享受了具有品質的三年生活。

黃醫師甚而在病人因病情變化轉至安寧照護後，於住院期間仍不時前來病房，表達關心、問候，他給了病人及家屬最大的安慰與鼓勵。

院長，這豈是一般醫師常有的作為？黃醫師做到了！每當見到他在巡察自科病人之餘，前來探視時，黃醫師總是輕拍我肩，輕握妻子的手，一句「加油」！我等三人均紅了眼眶，我及妻子感動了！黃醫師您也辛苦了！

院長您心中一定這樣想著：這是和信醫院的一貫作為與風氣，不足掛齒！但在病人及其家屬的眼裡、心中，這

是值得大書特書的。

　　另一位，就是居家安寧照護個管師，施智文護理師。智文雖僅居家照護近三個月，但我何其有幸，能遇到這位專業、美麗、溫柔、善良、開朗的白衣天使，她每每不厭其煩地指導、說明相關醫療器材的正確操作，與藥品的使用方法，讓我平日對妻子的居家照顧得以得心應手。

　　院長此刻可能又會說：這是和信醫院專業 SOP，這也是本業職能要求。但我也要說，應也要以能被受照護者及其家屬滿意認同為前提吧！

　　智文不但專業知識滿分，對病人與家屬的心理建設、情緒安撫更是十足用心，其過程就是貼心，不再贅述。

　　院長若問我，如用 1 分至 10 分來形容，該給幾分？我會說我給十二萬分！居家個管師相當辛苦，這是我看在眼裡的，除在院內整備工作外，還得頂著烈日風雨，訪視居家病人，她們的工作是有日期、時間壓力的，耽誤不得。

　　每見智文一介小女子，親扛極重的醫療補充用品、藥材，辛苦地爬上我家五樓，氣喘吁吁，卻仍能面帶微笑，親切問安，心中除了感恩，就是感激。此刻，任何言語都是多餘。

　　值得一提的是，智文並未因病醫關係的結束而結束，她對病人家屬的關懷與問候，實在難能可貴。至此，我終於肯定護理師之何以謂「白衣天使」了！這或許就是和信治癌中心醫院的家風吧！我此刻必須要為院長您，豎起大拇指說聲「讚」，您領導有方！

　　信有些長，但也只能表達我對貴院的感謝於一、二。來自醫院的問候函中，有一句話寫得真好：「不要特意壓抑自己，允許自己因難過而哭泣。」今天妻子雖然走了，但院長領導的和信團隊優良形象，卻長留我的心中。再次感謝院長，感謝血液腫瘤科黃國埕主治醫師及各專科護理師，感謝安寧照護團隊，及團隊成員施智文個管師。

　　在此，家屬有個不情之請，請院長海涵參酌，即依院規或循前例，給予兩位醫護同仁適當的表揚獎勵。期盼在院長您卓越的領導下，俾使和信醫院傲人的優質傳統及醫療品質，得以延續，進而發揚光大！感謝

　　院長撥冗閱信！

　　敬祝　院務開展　順利　成功

〈院長回信〉

我們最終的目的，
是讓所有病人得到最好的照顧

敬愛的樓先生，您好：

　　上星期五下班前，社會服務部主任邱秋員親自把您的信轉交給我，您的一字一句都深深感動了我！心想，如果來到我們醫院的每一位病人，都有如您信中所敘述的一樣的感受的話，那不就是和信醫院存在的價值嗎？

　　我常提醒我的同事，醫院所有員工只有一個工作目標，就是齊心協力去把每一位來到我們醫院的病人照顧好。醫事人員在第一線照顧病人，行政單位則是要做好後勤工作，讓第一線的工作人員做事時能夠感到得心應手。如果行政流程造成工作上的障礙，作業流程不順暢，都要主動提出改善的建議。最終的目的，是讓所有病人得到最好的照護。因此，在這個醫院裡，任何的不如意都不能責怪「院方」。因為，醫院裡的所有員工都是院方，每一個人

165

都有責任去把醫院變得更好。

已過世的醫師作家卡拉尼提（Paul Kalanithi）所著《當呼吸化為空氣》（*When Breath Becomes Air*，時報文化 2016 年出版），書中說，「醫療工作是一種召喚，如果你把它當作是一種餬口的職業的話，肯定是份最糟的工作」。我深有同感。

所以，自創院之始，我就用心去尋找一群志同道合、認同「具有能力照護病人是自己的福氣（privilege）」的工作伙伴，來加入和信醫院的團隊；那麼來到和信醫院的病人就有福了。

我很高興您夫人在我們醫院得到令您們滿意的照護。我相信您所看到的醫護人員的一舉一動，都是打從他們心底就是要去完成的使命，我勉強不來。我非常慶幸我有一群志同道合的工作伙伴，您的支持與鼓勵就是督促我們更加努力的動力。謝謝您！！

敬祝暑安

黃達夫 敬上

敬愛的楨先生：您好！上星期五下班前，杜服室主任卲秋貞親自把您的信轉交給我。您的一字一句都深深感動了我！心想，如果來到我們醫院的每一位病人都有如您所敘述的一樣的感受的話，那不就是和信醫院存在的價值嗎？

我常提醒我的同事，醫院所有員工只有一個工作目標，就是齊心協力去把每一位來到我們醫院的病人照顧好。醫事人員在第一線照護病人，行政單位則是要做好後勤工作，讓第一線的工作人員做事時能夠感到得心應手。如果行政流程造成工作上的障礙、作業流程不順暢，都要主動提出改善的建議。最終的目的，是讓所有病人得到最好的照護。因此，在這個醫院裡，任何的不如意都不能委罪「院方」。因為，醫院裡的所有員工都是院方，每一個人都有責任去把醫院變得更好。

已過世的醫師作家 Paul Kalanithi 所著《When Breath Becomes Air》（時報文化獲授權的中譯本七月底將出版）書中說，「醫療工作是一種召喚，如果你把它當做是一種糊口的職業的話，肯定是給最糟的工作」。我深有同感。所以，自創院之始，我就用心去尋找一群志同道合，認同具有能力照護病人是自己的福氣（privilege）的工作伙伴，來加入和信醫院的團隊；那麼來到和信醫院的病人就有福了！

我很高興您大人在我們醫院得到令您們滿意的照護，我相信您所看到的醫護人員的一舉一動都是打從他們心底就是要去完成的使命，我勉強不來。我也常慶幸我有一群志同道合的工作伙伴。您的支持與鼓勵就是責任我們更加努力的動力。謝謝您！！敬祝暑安

黃達夫 敬上　2016. 7. 17

〈Letter 7〉病人家屬來函

一封來自安寧病房的最後信息

陸玉清

◇◇◇◇◇◇◇◇◇◇◇◇◇◇◇◇◇◇◇◇◇◇◇◇◇◇◇◇◇◇◇

小表姊已經離世了，

但她要我代替她向鍾醫師道謝。

她想讓人知道的是：

一個仁心仁術的好醫師，

一個在臨終前，念念不忘感激的病人。

在現代醫病糾紛不斷的當今，

這樣的病醫關係何其珍貴。

◇◇◇◇◇◇◇◇◇◇◇◇◇◇◇◇◇◇◇◇◇◇◇◇◇◇◇◇◇◇◇

　　看到小表姊，是她在經歷了和信醫院鍾奇峰醫師六年多的悉心照顧下，所有的藥物皆已無效之後，前往美國尋求進一步的醫治，但可惜的是並沒有成功。在身體遭受到很嚴重的衝擊下，奇蹟性地得以搭機返臺，住進鍾醫師幫她安排的安寧病房。

　　我在病房看到小表姊的時候，我為她的憔悴，感到不捨與吃驚；也為我的小表姊罹癌之後，一向所表現出來的勇氣與無畏，再次地想要為她按個讚！

　　那天，小表姊在小表姊夫全力的幫忙，以及我的輔助下，終於吃力地完成她尚能自我掌控的如廁大事。

　　「要不要洗手？」我問著一邊在盡力平衡身體，一邊在喘息的小表姊。

　　「要囉！除非是最後一餐，那就不用了。」標準的李氏幽默。

　　雖然她的笑容，在消瘦的臉龐上有些哭笑難分，但是熟悉她的親友，都會了解，這就是屬於我小表姊的灑脫。我們在她稍事休息後，就一起想，小表姊可以吃些什麼？

　　「小寶，我想請你幫我寫一篇小文章，幫我謝謝鍾醫師。我知道和信有刊物，登在那裡很適合的。」她說著。

　　「小表姊，我從來沒見過鍾醫師，我怎麼寫啊？」

當初，鍾醫師根據經驗，判斷小表姊可能只有兩年的時間。結果，被他們這一對卓越的醫師和病人給破功了。

這些年，小表姊一直和我分享，鍾醫師如何在她身邊和她一起對抗病魔。鍾醫師總是把我大表哥傳來的每篇重要文獻仔細研讀，並帶著無比的耐心，和小表姊一齊研究，一齊討論她的病情和最佳的治療方法。一路上，給小表姊帶來很強大的信心。只是該來的還是躲不了的啊！

那天，我感受到小表姊對我這樣直接的拒絕，有些失望。但是她不會逼我，這是她素有的優雅和風格。

「要不我幫你寫？」我又追上了句，小表姊搖了頭。

如果，我知道接下來，小表姊的狀況會如江河直下，我每一次來探望她，她都已經和她熱愛的人間世事快速地脫鉤，我不會再追問她這一句話。但是，當時的我確實不知道，我該寫些什麼？

當安寧病房專業的護理師，告知我們小表姊的大限，應該就在當天了。然而，韌性十足的小表姊，還是要依著她自己的腳步行走。那天，她留了下來，而且又多留了好幾天。

我被通知的時候，正在前往我的練功教室。因為教室在地下室，收訊不佳，所以，我依舊把手機像往常一樣留

在家裡充電。那天，我依舊靜靜地練著自己的功，但是，一個畫面就這麼如倒帶般，閃進了我的腦中：冰箱裡的食物不多，上層是小表姊早上還沒吃完的海鮮稀飯，下層是一個水果，但就這兩個選項，她卻問了我們不下五次，該吃什麼？聰慧的她，看出了我眼中的質疑。

「我在測試我的判斷。我怕我的判斷力出了問題。」她解釋著。

我一時語塞，我該怎麼做反應？一向善體人意的小表姊，一點也不想為難我，我聽到了一股很小很小的聲音：

「Please help me.」

我幹練的小表姊就是這樣啊！精確的判斷力，在該尋求幫助時，絕不遲疑。她要我寫一篇感謝鍾醫師的文章，她就開口。也就在當下，我知道我該怎麼替她寫這篇道謝文。

〈一封來自安寧病房的最後信息〉，這是我為小表姊訂下的標題。

小表姊已經離世了，但她要我代替她向鍾醫師道謝。我替她做了，除了她對鍾醫師的感謝，我想她也想讓人知道的是：一個仁心仁術的好醫師，一個在臨終前，念念不忘感激的病人。在現代醫病糾紛不斷的當今，這樣的病醫

關係何其珍貴。

「謝謝您，鍾奇峰醫師！」

「謝謝和信醫院的專業團隊，謝謝！謝謝！」

我想這也是載滿了世間情，在和信醫院貼心的安寧照顧下，安詳閉上雙眼，一生堅強、優雅、樂觀的李律女士，在人生閉幕時的最後信息。

〈和信幕後〉

慶幸成為安寧團隊的一份子

陳習薇

（個案管理師）

近年來，國內安寧緩和照護模式的發展，已由安寧病房、安寧居家照護，增加到安寧共同照護服務。

和信醫院創院之初，就成立居家照護部門，因此，安寧個案管理師（以下簡稱個管師）的角色，早在全民健保 2011 年試辦安寧共同照護住院給付之前，即已設立。早期有一段時間因組織重整，將出院準備、安寧居家及安寧共照等三種個管師的功能合併為一，優點是：同一位個管師可以從病人住院會診安寧共照，就開始建立信任關係，到出院前，協助病人做適宜的準備，對於有居家照護需求的病人，也可延伸到居家做連續性的照護。

之後，因為政策規定，再做調整，安寧個案管理再度分工。和信醫院目前有三位專門負責安寧共照的個管師，

以及兩位安寧居家照護個管師。

安寧緩和共同照護，是和信醫院緩和醫療團隊整體服務的一部分。當病人的病情發展到不容易逆轉的階段，經由病人原來的診療團隊照會後，緩和醫療團隊就會開始協助原團隊，處理癌症病人身心靈方面的症狀，並陪伴家屬面對病人疾病進展的調適，以及社會、心理層面的困擾，與病情的溝通等。目的在減少病人不必要的心肺復甦術，維護病人的生命尊嚴，即使不在緩和醫療病房，也能讓病人得到完善的癌症臨終照護。而安寧個管師的角色，就是扮演診療團隊與緩和共照團隊之間的溝通橋梁。

安寧個管師如何照顧病人？

有別於他院的做法，因和信醫院屬於癌症專科醫院，對於安寧個管師的職務，不單只在住院時提供服務。從最初，病人至緩和醫療門診時，我們就會接手，當病人住院時，也會了解當次住院原因，到病房探視及評估需求，視病人病況，協助聯絡緩和共照團隊醫師、社工師或心理師等相關人員，也會提供個別協助及資源。出院後，亦視狀況電訪追蹤，提供一案到底的個案管理。

我常覺得，安寧個管師的角色好似病人及家屬的保母。尤其在病人出院後，我們就是病人的直接窗口。晚期病人身體方面，常常遭受疼痛、呼吸喘、腹水、發燒感染等各種病症的威脅與挑戰，心理上也常處於脆弱不安的狀態。身為安寧個管師的我們，總是希望能在最短的時間內找尋方法，盡快協助病人解決身體的不適、或其他疑難的問題。

猶記得當初，原本是擔任出院準備護理師工作的我，因部門組織重整，需合併安寧個管師的職務。當時，對於要外出訪視病人，做安寧居家的業務，缺乏信心，一度萌生離職的想法。但也是因為第一位居家照護的病人，讓我燃起想再留下來嘗試的念頭，因為我看見了「被需要」的價值。

那是一位八十多歲、經診斷為膽囊癌的老爺爺，已經臥床無力行動了。某日，他放置引流功能的鼻胃管不小心滑脫了，在接近下班的時刻，我接到家屬的焦急來電。

雖然，之後我到家裡去幫老爺爺重新放置鼻胃管，只是執行一個簡單的技術；我們不難想像，如果當時我沒有到爺爺家去放置鼻胃管，那畫面就會是：由年邁的老伴叫救護車……花費時間，等著他們到醫院來急診……搬動

身體不適的爺爺 …… 等放置完鼻胃管後，再由救護車送回家裡，來回奔波的景象。

事後，奶奶一直跟我道謝。雖然對我來說，只是一件微不足道的護理工作的執行，但是對於獨居的兩老而言，確是減輕了很大的負擔。

看見個管師「被需要」的價值

回首想想，到現在也經過十個年頭了，感謝那時有這因緣，又燃起自己照顧病人及協助家屬的護理熱誠，也慶幸當時，選擇留下來繼續成為「安寧人」。雖然在過程中，充滿著各種酸甜苦辣及挑戰，但到頭來，讓生命軌跡獲得成長及滋養最多的，其實是自己。

我知道病人及家屬所面臨的壓力與悲傷，旁人永遠無法百分之百體會，所以也不敢說，自己能給他們多好的建議或安慰話語。身為安寧個管師，我們發覺最有效的關懷方式，其實還是陪伴和傾聽。尤其對家屬而言，眼看著親人的生命就快消逝，他們更需要有一股力量，來陪伴他們，經歷這段辛苦的過程。

　　生是偶然，死是必然。在這有限的時間序中，有緣參與及陪伴末期病人，在生命最陷落的時期，協助他們度過艱難，當說者與聽者的兩個生命互做交流共振時，也讓我自己產生許多體悟，反思生命的經驗與意義。

　　既有如此奇妙的緣分，希望與祝福自己所照顧的每位病人，最後都能走向善終！

〈和信幕後〉

醫療有限，護理無限：
讓病人圓夢的美麗行動

張杏莉

（專科護理師）

　　當醫療有限時，我看到了安寧療護的無限信任。安寧病人周芳菱老師書畫展，就是這場跨團隊默契的完美演出。

　　彷彿是一場迫在眉梢的接力賽：從江孟冠護理長與我和文教部聯繫後，經過大家分頭張羅，護理部、事務部、工務部、社服室等，立即成立專案處理；鄭惠文管理師與周老師公子的展前畫作討論整理、會場的布置，素卿個管師與各部門間的聯絡溝通，與促成快速通關的公文往返；一直到六北護理師們，幻化成美夢成真的仙子，穿梭在為病人畫龍點睛的上妝，以及最後的畫展的開幕巧思，用繽

紛的彩紙與 DIY 的剪綵帶，來歡迎女主角的到來。

而在這背後，也隱藏著許多感人的療癒小故事。

在開幕前二天，我察覺周老師的黯然神色，她說：「開幕當天我就不去了！」我又靈機一動，忽然想到，之前慧嫻醫師建議：「開幕當天，周老師不要穿病人服，要妝扮一下。」

因此，我輕聲說：「開幕當天，會有一群六北的小仙女用仙女棒，將您變成要去赴宴的辛德瑞拉（灰姑娘）喔！」然後，我在周老師的眼中看到了冀望的光采。

命運化妝師一展身手

六北的護理師仙女群，緊鑼密鼓，利用下班時的休息時間，在群組裡群力合作，討論如何裝扮周老師。育柔護理師認識一位專業的化妝師，而這位化妝師在書畫展開幕前的十五天，她的兄長因鼻咽癌，病逝於林口長庚醫院。當她聽到這件事後，義不容辭地無償相助。化妝師於化妝前，已哭了一次，但她想到待會兒要幫周老師畫妝，又扮演起專業的角色。

當周老師在這群仙女們的仙女棒下，變成仙女時，我們從她夫婿、望向新誕生的辛德瑞拉的愛慕眼神中，我們知道：成功了！

當我與六北同事，共同推著周老師到會場，進行開幕與剪綵活動時，我看到化妝師躲在圓柱後大哭；最後，化妝師她帶著心滿意足的笑容、功成身退地離開會場。

而最最奇蹟的是：周老師在入院後，從不曾離開病床，本來她只要坐起來，不到二十分鐘，就會被全身多處轉移的骨頭劇痛，與起伏不定的譫妄所打敗；但是，開幕當天，她不僅完成剪綵儀式，更能帶領著大家侃侃而談，與導引團隊夥伴們，做每幅作品的介紹，幾近一小時。

美好的安寧靈性護理

事後，也在現場的身心科徐聖輝醫師，也向我證實，當時的周老師是絕對的意識清楚、毫無譫妄的現象。至今，我才真正印證了，在我的研究論文中，譫妄的護理處置的落實與成效。也看到了安寧療護中，運用希望治療（hope therapy）與馬斯洛（Abraham Maslow, 1921-1970）大師的自我實現（self-actualization）。

　　而這一切，都是和信跨團隊的努力，才有如此甜美與真誠的收穫。這時，我才領悟與學習到：在剛開始策劃此活動的我，以為是在療癒周老師及她的家人；豈知，被療癒的是我們。

　　雖然書畫展暫時畫下休止符，但是，這麼美好的安寧靈性護理與心靈的激盪，永遠存在每位參與者的心中。感恩周老師及她的家人給我們這個機會，來讓我們學習，感恩跨團隊的每一位天使或菩薩的鼎力相助，這是一場深具生命回顧與意義的安寧療護之教育學程。

〈護理部回應〉

走過三十，病人教我的事

王淑卿

（護理部助理主任）

　　中部出生成長的我，很喜歡聽演講，學生時代總等待著中山堂的演講公告，印象中，我最喜歡聽三毛說撒哈拉沙漠的故事。三毛給予我一輩子重要的人生哲學：在困難、困苦中找到一個點，快樂地往前走。

　　我總想著，如果到臺北工作，應該可以常常聽到更多的演講，於是 1975 年畢業後，我毅然決定北上。好笑的是剛到臺北那幾年，隱身於石牌，加上日夜顛倒的護理輪班工作，我竟一場演講也沒聽過。

　　臺北榮民總醫院心臟內科病房是我第一份工作，醫院提供我相當重要的臨床照護的基礎訓練，也奠定我的臨床照護能力。

　　特別的是，我們病房照顧的病人都是榮民身分，榮民

伯伯大都沒有家屬，舉凡醫療照顧，或是生活照顧，都由護理師包辦。對護理師的照護相對依賴的病人伯伯，常常喊我們丫頭，也鼓勵我要勇敢練習技術，例如打靜脈針。病人伯伯常說：「你別怕，我不怕痛，你勇敢地打……」當我一針打上，病人伯伯還要補一句：「你明明就很可以啊！下次要有信心一些！」

　　我因此常想到「病人是老師」這句話，而我遇上的，一定是很會激勵人心的輔導老師。

可以實踐夢想的地方

　　1990 年，因緣際會到新開幕的孫逸仙醫院。與非常有制度的北榮有所不同，這裡一切從零開始，所有常規都要從頭制定。在討論各種問題時，來自四面八方的醫院同仁會說：「我們醫院是這樣處理……」大家從摸索中，學習與磨合，因為大家都是新人，沒有學姊帶學妹的制度，所以需要不斷地溝通、爭執與合作；而當有吵架或爭執時，只要唸「一切以病人的福祉為依歸」的口訣，大家就會快速冷靜下來，以病人立場理性地討論事情。

　　從爭執中我們找到新秩序，慢慢地，我們建立起和信

護理的常規、工作模式，還有文化。

醫院對同事相當尊重，在這裡大家能暢所欲言，也是夢想可以實踐的地方。

記得 2014 年，我主辦護理部歲末感恩會活動，為了能圓夢，我把夜市搬進了醫院，那個晚上同仁、病人、和家屬都來逛夜市、一起玩遊戲，每個人都玩得不亦樂乎。

除了逛夜市，同仁還曾把國際會議廳，改裝成運動會場、電影院、劇院……每個人的創意都受到尊重及支持。同仁們除了提供好玩的活動之外，也會不斷地思索，如何提供病人更好的照顧，設計不同的照顧方案。

幾年前，門診同仁主動提出「高齡友善的服務」，讓年長病人優先看診，行政單位也極力支持此項服務，很快地看診清單也完成修正，讓同事確認長者們能受到妥善照顧，這就是和信醫院最與眾不同的地方。

沉痛經驗都是我們最寶貴的一課

醫療人員在臨床照顧病人，總希望能盡最大的力氣，讓病人恢復健康。但有時會有一些做不好、甚至做不對的事，這些沉痛的經驗都是我們最寶貴的一課。

記得一位因為乳癌復發而接受化療的病人阿姨，一日在接受化療時，因為藥物標籤名稱和劑量是對的，所以，我的同事就沒有及時發現一支藥師調劑錯的、不同顏色的藥品。在藥品加進注射管、準備施打時，病人發現顏色與之前注射的藥不一樣，大叫「這不是我的藥」，護理師立即停下，並把管路換掉。雖然沒造成病人的傷害，但阿姨開始哭泣，大聲責怪護理師：「一定是每次都錯了，我的乳癌才會復發……」

看到阿姨這樣，同事心裡好難過。黃院長親自來看病人，並誠懇地向她道歉，也相信我們能夠從這個事件中學習。

此後，同事在很短的時間，將所有稀釋後的化療藥品顏色、形狀與體積，一一背下來。除了核對藥標外，盡其所能地，仔細核對藥品外觀。藥劑科也與我們密切合作，一旦改變藥物濃度和顏色，就立即通知我們，我們就曾及時發現，並阻止錯誤再度發生。

事後，同事們察覺，阿姨一直承受著疾病復發的身心壓力，在阿姨治療時，總是陪伴她、關心她，聽著她的故事。漸漸地，阿姨緊繃的臉放鬆了，臉上的笑容也恢復了。

另外一位病人阿姨裝有人工血管，在第一次打化療時回血順利，開始給化療藥物後，卻意外發生藥物滲漏。阿姨的皮膚發生紅腫情況，拿掉人工血管後，紅紅的皮膚經過一段時間照顧下，才逐漸恢復。

某天阿姨告訴我：「我看到 XX 護理師總是低頭或不敢正視我，你跟她說不要自責，不要怕看我，我原諒她了！誰不會犯錯呢？」

五年後，阿姨因為疾病復發，醫師未查覺她曾有外滲病歷，又於同位置裝人工血管。沒想到原來因為化學藥物滲漏而受傷的皮膚，阻礙了手術傷口的癒合，只得重裝。

我發現後，跟阿姨談到這件事，認為是我們醫療團隊的溝通不夠周全，讓阿姨多受罪，並代表我們醫療團隊向阿姨道歉。但阿姨卻說：「我知道你們比我更不想讓我遇到這樣的狀況，我不怪你們。」我說：「即使如此，但我們確實讓您多受罪，我覺得我們沒有做好。」結果阿姨說：「別這樣想，我原諒你們，你也要學會原諒，原諒別人也放過自己。」

「寬恕的美德」、「理直而氣和」是阿姨教會我的事，深深地影響了三十歲以後的我。

忠於對病人的承諾

雖然許多國外文獻指出，人工血管給藥，需要檢查管路有回血，才能給藥，但臺灣在 2000 年以前，可能因為腫瘤醫療教育不夠普及，觀念不正確，人工血管不回血的比例很高。許多臨床醫護人員在執行植入式人工血管給藥，遇到沒有回血時，會注射 100 cc 至 200 cc 生理食鹽水觀察，如果藥水滴注順暢，周圍沒有腫脹，病人沒有疼痛，就開始給化學藥物。

2004 年我在擔任病房護理長時，有一天，我的病房轉入一位病人，他在院外的單位，因人工血管沒有回血，而在給藥時，發生藥物外滲。我拜訪病人時，病人對於他院沒有回血，為何還繼續給藥，一直不能諒解。

她問我：「人工血管沒有回血，可以給藥嗎？」我誠實地回答：「根據文獻是不建議的。」病人說：「那為什麼他們還給藥呢？」我向病人說：「醫療人員根據經驗，執行測試後，認為管路是安全的，才會執行給藥，但遺憾的這次是錯的。」病人慢慢理解，由於醫療人員落入經驗中的陷阱，才會發生這樣的事。接著病人問我：「可是你卻

知道這樣是不對的?」我說:「是的,所以我已經教育我們的護理人員,在人工血管沒有回血時,不能給藥。」

病人搖搖頭向我說:「這樣還不夠,你要努力去教育大家,讓大家都這樣做,這樣才不會再有人發生跟我一樣的事。」我誠實地說:「可是我只是一位小小的護理長。」病人說:「你必須答應我,我才不會白受罪。」於是我向病人承諾,我一定會盡最大的努力去做。

在這之後,將近二十年,我努力投入病人長期靜脈管路的學習,並透過各醫院與護理學會的幫忙,從北到南去教育臨床護理師,對人工管路的使用與照護。忠於我對病人的這項承諾。

成為臺灣PICC訓練基地

1998 年,臺灣引進 PICC(Peripherally Inserted Central Catheter,周邊置入中心靜脈導管)注射技術。和信醫院有強大醫療團隊和行政單位的支持,自使用的第一條開始,到現在建立「PICC 資料庫」——當與文獻的報導有差異、有問題、做品質改進或效果改變時,PICC 資料庫提供我們可以做為

佐證的依據。它也提供我們實證的照護數據，包括改善傷口照護、降低局部感染率、降低注射靜脈炎等症狀。藉著PICC 資料庫，更可以了解新學習者純熟技術，需要多少時間，也可測量學習者完成訓練的指標。PICC 資料庫是我們最好的老師。

現在，和信醫院已成為臺灣 PICC 訓練基地。我們也積極推廣 PICC 教育，目的在於病人回到中南部後，有人可以接手照護他們。從醫院出發，使病人在各地都可以得到良好的照顧。

三十年了，我和夥伴們的故事仍持續中。如黃院長所說，我們都是往一個方向，不管過去、現在和未來，大家加入和信醫院的行列，就要一起來寫和信醫院的故事。

〈和信幕後〉

生命故事書是承先啟後的傳家之寶

蔡素節

（生命故事工作坊老師）

❖❖❖❖❖❖❖❖❖❖❖❖❖❖❖❖❖❖❖❖❖❖❖❖❖❖❖❖❖❖

把自己的生命旅程，

寫成一本有意義的生命故事，

製成一本繪本書，

做為家人承先啟後的傳家之寶。

❖❖❖❖❖❖❖❖❖❖❖❖❖❖❖❖❖❖❖❖❖❖❖❖❖❖❖❖❖❖

　　生命故事書，是一種傳承，是一種記憶回顧，是一種真實記錄的感人生命故事繪本書。

　　我曾把先夫罹癌後的各種就診資料，如各種掛號文件、檢查結果、飲食紀錄、與衛教剪報等等，整理成冊。先夫離世後，這一大冊資料成為我緬懷先夫的憑藉之一，也彷彿時光隧道，讓我回到那一天的光景中。

　　自 2006 年開始，我就致力於推廣生命故事書的撰寫，與手工書的繪本製作。2017 年，和信醫院文教部首邀我開設生命故事書工作坊，帶領病友把自己的生命旅程，寫成一本有意義的生命故事，製成一本繪本書，做為家人承先啟後的傳家之寶。

　　和信醫院將生命故事書的製作，稱為「生命故事工作坊」，分為兩梯次。第二梯次有三位舊生參與。因著第一梯次製作的經驗，他們再為自己做第二本之外，還協助別人製作生命故事書。

　　在第二梯次的第一堂課中，舊學員很主動與新學員分享，她們第一梯次生命故事書是如何完成編製，繪本書如何製作的技巧，例如，馬上就有舊學員示範，拓印應用畫的方法。本來帶著惶恐心情參與的新學員，一下子就打開了心扉，與舊學員打成一片了。

每一堂課中，生命故事書帶領者，穿梭於課堂上，個別指導製作技術。同時也看見學員們，互相分享自己的生命故事。新舊學員若有懂得插圖畫法、粉彩畫、拓印應用畫和蝶谷巴特等技術，也會不吝指導，互相傳授，並給予一些建議。如此，共同合作，一本本精心設計、引人入勝的生命故事書繪本產生了。

生命故事書工作坊成果展，讓參加的學員們，有機會分享他們的參加感言和製作心得，也展現他們的成果——生命故事繪本書。最後，在活動尾聲中，工作坊團隊、學員、親朋好友一起互相簽名，合影留念和道聲珍重再見，畫上了活動的休止符。

在這生命故事工作坊中，讓我有機會再將整個人生重新回顧一遍，尤其是女兒、女婿、孫兒女給我從不間斷的愛與關懷，以及文教部同仁和工作坊帶領者、學員們，對活動的支持。

這讓我決定自己在有生之年，仍能繼續從事此生命故事書的傳承工作。

〈病人回應〉

讓愛我的人都不擔心

堂英

　　我是乳癌病人，剛發現就是三陰性，開完刀因為淋巴感染四顆，所以我等於是三陰三期。後來，我才知道三陰性那麼可怕，那麼危險，我的生命似乎應該快到盡頭了。

　　我那時候就馬上做了重大的決定，我把我的財產、我的金錢處置好，也把我的生前契約買好。我不是放棄，我只是把我該做的都安排好，好放心準備做一切的治療。我豁出去了，拚了！這是我最後的心裡打算，大不了命一條嘛！但是我一定要讓我身邊的人，愛我的人都不擔心。

　　當我很無助的時候，開完刀開始做化療了，遇到生命故事工作坊的老師，她說：「堂英，妳要不要來做一本生命手工書？」我眼睛一亮說：「要！」

　　這等於是我人生的一個小小回顧。不管以後有沒有機

會，再把我的人生細細品味，但是最起碼，這是我的人生紀錄，這對我來講就是非常大的安慰。

完成這本生命故事書，不只有我自己的功勞，還包括我女兒、我兒子大家的編排。排版我不懂，我不會，她們從相機裡面把相片抓下來，以前的相片要翻拍，這是我們全家一起做的生命故事書，我們很認真，一個禮拜就把它做好。第二個禮拜，我就把它帶來給同學們分享了。我覺得，這給了我很大的成就感，也讓我覺得人生還是很有希望的。

認真做好我們的工作

這本手工書，一開始就是介紹我的原生家庭。我出生在一個很幸福的家庭，我有爸爸媽媽，兩個姊姊，一個弟弟，一個妹妹，我是排行老三。小時候，有時會感覺好像爹爹不疼，奶奶不愛。姊姊比較成熟，爸爸媽媽帶著出去玩，講話會聽，很乖。媽媽就帶著兩個姊姊，奶奶就帶著弟弟妹妹。那我呢，總覺得有點孤單。但是無論如何，我覺得父母給我們的愛是滿滿的，家裡凝聚力是很大的。

　　我的一生雖然不是很富裕，不是家財萬貫，但是我跟我先生一路走來，我們都是很幸福地帶著兩個小孩子快樂成長。我的幸福密碼是「快樂的生活每一天」，認真做好我們的工作。雖然我們只是開一家小小的麵店，但是我們努力工作，自食其力，帶著兩個孩子成長。我們白手起家，我們現在有房子，有百萬轎車，這是我最大的安慰。

　　我覺得我應該把我剩下的時間，去做很多的事情，希望用我剩下的一點點能力，回饋社會大眾。

改變生命的故事

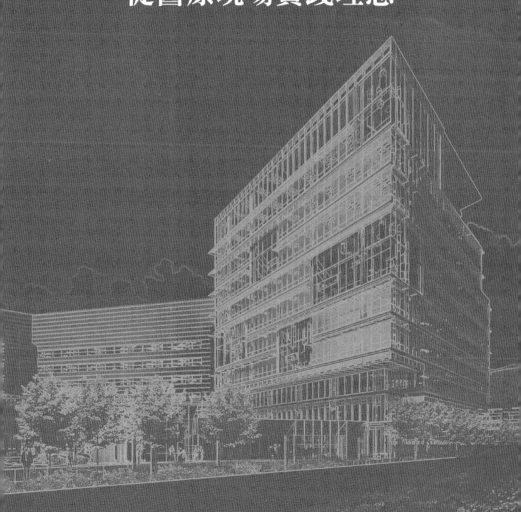

第五章

醫學教育：
從醫療現場實踐理想

〈院長專文〉

看到醫療改革的希望

黃達夫

　　轉眼回國從事醫學教育與醫療工作已經三十年了！過年時，接到病人的賀年卡，知道醫院做的事受到病人的肯定，總是令我感到欣慰。我也很高興接到曾經教導過的學生的來函，與我分享他們的工作狀況及人生觀。

　　有位約二十年前認識的醫學生，如今已經是一位成熟的專科醫師，在一所醫院負責醫學教育的工作。她告訴我，她過年前已經從臺大公衛學院畢業，也通過了博士學位考試。研究主題是在探索醫療工作環境、社會文化以及病醫關係對於醫師心理健康造成的影響。

　　這幾年來，她在修博士學位的過程中，經過上課、閱讀、訪談、觀察及討論的結果，發現當今臺灣醫學教育偏向創新科技、人工智慧、網路資訊等，這些專題較能吸引年輕醫師的眼光，導致整個醫學教育的方向偏於「炫技」，

絕少討論病人與醫師的關係。

但是，「大家所不知道的是，只有病人的信任能給醫師力量繼續往前走，當病醫關係變得片段，變得制式化或商業化，看病有如生產線……醫師就愈會有職業倦怠（burn out）的風險。因為他們無法體會這份工作的意義」。

為生命找到意義

這是多麼深邃（profound）的領悟！顯然，她已經征服了《紐約時報》專欄作家布魯克斯的新書所謂的《第二座山》（當世俗成就不再滿足你，你要如何為生命找到意義！）對於我而言，看到一位曾經教導過的學生經過近二十年的思考、摸索，終於肯定了自己工作的意義與人生目標，豈不可慶可賀！

她說，她準備將這些年的研究逐一發表，至少讓臺灣醫界可以有機會對這些軟實力（soft skill）有所討論，真是一個可喜的現象。

我從不否定醫療知識與科技的重要性，但是，科技不能脫離人性，不了解人就無法把科技完整地運用在人身上。我深深相信醫療的提供，必須建立在良好的病醫關係

上。所以，我從回國的第一天，就致力要改變臺灣醫學教育重視技術的傳授，而忽略病醫關係的建立，只想治病而不關心病人的缺失。

因此，我主張在醫療制度的設計上，要容許醫師有足夠的時間與病人建立互信的關係。可是，在全民健保政策論量計酬的給付制度、以及論績效支薪的醫院經營管理制度下，與我所主張「治病須從了解病人，進而與病人建立互信的關係開始」的醫療理念背道而馳，視病猶親淪為口號。

堅持病醫雙贏

這二十多年來，臺灣的醫療人員不斷地抱怨「血汗醫院」、「病醫關係緊張」、「醫療糾紛」、「醫院暴力」等醫療問題，而呈現嚴重的醫療危機。然而，這些現象其實都只是症狀。它真正的病灶，是健保論量計酬制度以及醫師績效支薪制度的互為因果，醫院的經營管理以追求利潤為目標，一致鼓勵醫師做多而不是做好，在醫師一診看上百位病人的醫療形態下，根本不可能建立最起碼的病醫關

係。當病人太多，醫師看病匆促，對病情的了解不深入，診斷、治療的錯誤機率自然會增加，病人如何信任醫師？

事實上，醫師沒有花時間去深入了解病人，進而，從為每一位病人解決問題的過程中精進自己的專業，醫師的工作就和生產線的工人沒有兩樣。醫師沒有把病人放在心上，就不會有滿意的病人，也就得不到病人的精神回饋，而失去「繼續往前走的力量」，導致職業倦怠。

看到這位年輕一代醫師找到臺灣醫療問題的源頭，並且，積極地想要去改變它，讓我重新對於臺灣的醫療改革燃起希望。我期待更多臺灣年輕的醫師有同樣的理想與抱負，一起動起來改善臺灣的醫學教育與醫療制度，為自己創造優質的執業環境，為病人建立良好的就醫環境，堅持病醫雙贏。

〈院長回應〉

醫學生實習報告：
「他講那一堆高空的東西，
肯定說一套做一套！」

黃達夫

　　不久前，接到一本厚重又製作精美的《臺灣醫學院評鑑委員會 20 週年紀念專刊》，心中五味雜陳，感慨萬千。三十年前，自美國回到臺灣，雖然，我的任務是創辦臺灣第一所癌症專科醫院，但是，在我心中更重要的使命，則是要為臺灣培育優秀的臨床醫護人員。所以，三十年來，和信醫院雖然沒有醫學院，我們一直都不間斷地接受少數願意選擇到我們醫院來實習的醫學生。

　　我自己雖然是在臺灣完成醫學院的教育，但是，我必須說，在臨床上，了解病人、照護病人的能力，則是在美國賓州大學以及杜克大學附設醫院學習的。美國的臨床醫學教育與臺灣最大的不同是，醫學生會與住院醫師、專研

醫師及主治醫師組成一個團隊，一起照顧住院病人。最先由醫學生聆聽、整理病史，做完整的身體診察後，思考進一步需要做什麼檢查、檢驗，來印證初步的診斷，然後要做什麼處置，開什麼藥。接著，與住院醫師、專研醫師討論，最後與主治醫師一同確定診治的步驟。

如此，日復一日，照顧不同的病人，處理不同的狀況後，逐漸地，身體診察的技術就會愈來愈熟練，推理能力愈來愈合乎邏輯，就愈能夠針對病人的病情，提出適當的處方、解決病人的問題。因此，我深信「做中學（learning by doing）」是最有效的臨床學習。

臨床醫學教育不能只有見習、沒有學習

可是，離開二十五年後，回到臺灣，卻發現臺灣的臨床醫學教育仍然停留在「見習」的階段。絕大多時候，醫學生只是跟班，最多是被交代做些技術性如抽血、導尿等工作，卻不必知道為什麼病人需要這些處置，更不了解病人為什麼尿不出來。

對我而言，從課堂進入醫院這個階段，正是訓練醫師的基本功的時候，如果這時候沒有經過嚴格的督導，奠定

扎實的基礎，就進入住院醫師專科的訓練，往往就缺乏處理病人隨時可能發生，千變萬化的狀況的能力。

因深感臺灣臨床醫學教育的缺憾，當臺灣成立「醫學院評鑑」制度的時候，我以為這是一個醫學教育改革的契機，就奮不顧身，熱心積極地參與，前後超過十年的時間。希望從制度規範的建立，促進師資的培育，再經過問題導向、病人導向的教學課程的設計等，來改進臺灣的臨床醫學教育。最重要的，當然是「做中學」的確實執行。

可是，二十年過去了，儘管每個醫學院都經過多次的評鑑，每次評鑑不管醫學院方或是評鑑委員會都興師動眾、浩浩蕩蕩，並且花了雙方好幾天時間，煞有介事地，執行評鑑工作。為此，評鑑委員會還碰到某醫學院，因不服評鑑結果而抗告，結果雙方都勞民傷財，來來回回花了好多人、好多時間去處理。

然而，實際上，二十年的醫學院評鑑，改變了臺灣的臨床教育了嗎？我想，醫學生的回饋應該是最真實的證據。

三十年來，每位來到和信醫院實習的學生，離開前，都會寫一份學習心得，讓我們知道，學生是不是受益了！最近，我回去看近幾年的報告，看起來，在各醫學院的臨

床教學似乎進步有限：

在醫學院附屬醫院，intern（實習醫生）淪為醫院填補人力空缺的廉價勞工，美其名是做中學，說白了就是不用錢的打雜人力，每天上班，不是被命令幫主治醫師或住院醫師開 order，就是幫出包的護理師收拾殘局。有時候，是弄丟藥劑請我們補開，有時候，是趕下班，半夜四點把 intern 叫起來換導尿管。在該醫院的病房，每天接觸的病人，經常都只是一些很單純的小病，甚至只是為了拚滿床率，而胡亂收進病房，最後還收錯科別。主治醫師因為業務忙碌，查房時，常常只交代幾句，就下去看門診，學生們只能放牛吃草，每天混日子數饅頭的，大有人在。

在和信醫院，除了病人會有複雜的癌症或內科病史，更有機會碰到 terminal（臨終的）病人，在生理上的急性變化。每位我們接觸到的醫師們，都很樂意為我們解釋病情與做治療上的建議，而每天查房時，老師更願意花時間教學、開作業並讓學生報告，光是這點，在學習上的成效就已遠遠勝過其他醫院。

不同於其他醫學中心極致的次專科化，和信醫院一般內科提供的醫療，更接近我認知的「全人」照顧。在這

裡，我們學到，一位病人來到面前，身為醫生的我們，必須考量到每一項藥物或治療，對於這個人造成的影響。就像利尿劑可以讓右心的負荷減少，但一不小心，又會造成脫水腎衰竭。又或者，一位病人因為感染發燒住院，除了考慮感染控制，也不能忘了設法及早讓病人繼續接受化學治療，才不至於影響癌症的治療成效。

這些環環相扣的細節，常常讓臨床決策，變得複雜而困難，卻也時時提醒了我，正在面對的，並不是有標準答案的選擇題，而是活生生的人與他們生命的困境……在此，也常常見到病人，對主治醫師表達感謝，我隱隱感覺到，和信醫院的病人普遍滿意度比較高，但是為什麼？為了找這個答案，我跟來自其他醫學院的學生聊過，也好奇地詢問了我所照顧的病人的意見，得到的答案，不外是：這裡的氣氛比較溫馨，護理師都很有耐心……

我自己的感想是，病醫關係裡，病人所期待的，除了疾病能夠治癒外，就是多一點的參與感、多一點的被了解、被關懷的感覺。臨床工作真的很繁雜，醫療不是純粹的服務業，但醫療的本質還是人。

在和信醫院看到主治醫師對待病人的耐心和細膩、再加上護理師的貼心、社工師即時的介入關懷，都一再提醒

我，有一天快要被工作壓力淹沒的時候，不要忘了這些溫柔的力量，也許不能治癒疾病，卻能安撫人心。

這三個月的成長，我覺得除了能把書本所學與臨床相互映證，打從心裡對病人的關心，也構成了我努力充實知識的動力。

有另一位到外科實習的同學說：

和信醫院是個很包容醫學生的環境，也是個非常保護病人的環境。老師的一句，「來，這個給妳做！」、「妳去刷手吧！」、「下個血清腫（seroma）給妳抽！」還真令人措手不及。

但是，在那戰戰兢兢的當下，卻又感到安心，因為我知道，在放手給學生的同時，老師會在一旁守著病人的安全，在我們無法掌控的一刻，隨時出手幫忙。在這樣的氛圍下，原先總是害怕幫倒忙的我，也愈來愈相信，自己能做的其實很多。雖然，仍會因為自己犯錯，而感到懊惱與卻步，但也是這些提醒與責備，讓我因著對病人與老師們的愧疚，反而更加謹慎。

還有位同學說：

所有的不對，在這裡沒有批評與謾罵或羞辱，只有老師幫我們重新理出頭緒，帶我們重新思索，並且引導我們，下次在遇到一樣的情景，該如何思考及處理。所有的疑惑，都能丟出來，與大家一起討論，並且得到答案或方向，而不是只得到一句「回家自己讀書吧！」

那樣的學習，總是無疾而終，或說令人摸不著頭緒，而失去臨床學習的意義。在這裡所有的問題，包括沒有把握的身體診察，老師都會在到病人身邊的時候，再做一次示範，並且告訴我們，這樣的臨床表現要如何評估，及代表什麼意義。這對我而言，助益很大。

記得剛從課堂進入醫院時，老師總是要我們去「看病人」，但我無從知道我做的身體診察是做對或做錯。如今，透過老師的示範與解釋，終於明白「看病人」的意義，也讓我相信，臨床表現比實驗室或儀器的檢查更重要。

在這裡，每天病歷記載，必須把所有的想法，有條理地化為文字，這大約需要花比從前多三倍到五倍的時間去完成。不過，到了最後，真正有收穫的，真的是自己。

在這裡，大家都習慣認真寫病歷，每每看完別人的病

歷，都有不一樣的收穫。

和信醫院的同事，經過三十年，不停地與醫學生教學相長，不斷地得到醫學生的回饋，而產生非常正向的「善的循環」。

醫院裡的醫護人員都覺得，不論是照顧病人或是培育下一代的醫療人才，都是很有意義的事情。儘管外在的環境令人失望，我們還是要堅持做對的事情。

另外，我要分享一份對我而言，最有意思的回饋，這位同學說：

來和信醫院以前，我其實很不喜歡黃達夫，覺得他講那一堆高空的東西，怎麼可能做得到，肯定說一套做一套。怎麼可能醫師不用看業績嘛！怎麼可能接一個新病人看半個小時到一個小時以上嘛！哪有人這樣沒事做全套 H ＆ P（詢問病史及身體診察）的！

但是來到和信之後，我才知道，和信真的能做到。這幾個月在和信後，重新奠立了我對於「當醫師」的理解和想法。也讓我相信，當醫師真的可以站在病人這一邊。若有人問起，我會很樂意地說，我是和信醫院訓練的。

教育一直是和信醫院的重要使命

醫學教育是一個終身學習的過程，這個過程早在進入醫學院就讀之前，就已經開始，而且取決於個人的素質、性向、個性及教育背景。

醫學是一門非常豐富而充實的職業，你可以當一位良醫（great physician），可以當一位講人道的人（humanist），可以當一位科學家（scientist），你可以當一位作家，像早期俄國的契訶夫（Anton Chekhov），美國有名的醫師詩人威廉斯（William Carlos Williams）都是偉大的醫師身兼作家。

投入醫學領域的人，更可以當一位公共政策的制定者（public policy maker）。當今的公共政策制定者對醫學這個職業了解不夠，以致於所制定出來的政策只有部分正確，造成我們必須忍受現況。關於這點，醫學界的我們也難辭其咎，因為過去我們沒有足夠人數的醫師來參與公共政策的制定，所以今後我們要盡量參與這件事情。

我們應該以能身處這個豐富又充實的行業為榮，我們更應該要培養我們的醫學生，讓他們享受這個豐富而充實的職業，讓他們更超越我們，好讓社會環境日漸提升，而不是日益墮落。

　　我們的社會在培育醫師上，也有應盡的責任。我給自己一個新的使命，就是說服我們的社會，對於培育足夠人數的醫師繼續做充分的投資。目前我們的醫師忙著看更多的病人，所以不能有足夠的時間給病人、做好病醫關係。

　　盧德默勒（Kenneth Ludmerer）1999 年的著作《*Time To Heal*》，曾提到社會對醫學教育的影響，主要在於社會決定了其醫師的行為。醫師的品質是醫學教育與社會折衝下的產物。就一個國家而言，我們終究得到的是哪一種醫師，就是我們自己的報應。這就是為什麼我們必須對醫學生特別挑剔、特別在意的原因。

　　醫學生對社會十分重要，因為民眾將來的醫療照顧，操控在這些還在就讀的醫學生的手中，而醫療照顧與醫學教育是社會的支柱。

　　我們和信醫院多年來一直致力改善國內的醫學教育、醫療品質、健全國內的醫療體系，期使國人得到完善的醫療照護。如果能培養出更多好醫師，是全民之福。這是我們從過去到未來不變的使命。

〈講座教授專文〉

做我們認為對的事

賴其萬

（醫學教育講座教授）

　　我在 1998 年回國，加入慈濟醫學院的教育團隊，開始了在離開故鄉二十三年後的回國圓夢之旅。

　　1999 年，我曾經有幸參加一場在太魯閣舉辦的國際醫學教育講習會（Innovative Medical Teaching: An Interactive Workshop for Leaders in Medical Education），那是由黃達夫醫學教育促進基金會主辦，那場活動邀請了全國醫學院領導人參加。這機緣使我感受到，黃院長對臺灣醫學教育的使命感，以及他所邀請的這三位來自美國與澳洲的學者，對醫學教育的高度熱誠。

　　兩年後，我因為九四高齡的家父聽力與身體日益衰退，我與內人決定搬回臺北，與兄弟姊妹一起照顧老人家。

　　有關回臺北之後自己將何去何從，黃達夫院長是我第一位請教的學長。記得當時，與黃院長談我心目中理想的工作環境時，我說我希望可以找個地方，不只為特定的一個單位工作，而且還能繼續當初回國想為臺灣醫學教育盡力的心願。同時，我也表達，好不容易才卸下三年來的醫學院行政工作，我希望不再擔任行政職務，希望能全心將醫學教育的工作擺在第一優先。

　　猶記黃院長當時的一句豪語，深深打動了我的心坎，「如果我能請你來當我的基金會的『講座教授』，你可以做臺灣醫學教育的『巡迴大使』（roving ambassador），追求你醫學教育的理想，那也符合這基金會的目標。」

　　當時我以本身所學與癌症相差甚遠，深恐在和信醫院使不上力，而有所遲疑。想不到和信醫院的創院院長，也是我與內人在臺大醫學院求學時的老師宋瑞樓教授，親自來電邀我們兩人到和信醫院，他老人家親自帶我們參觀醫院，並與我們深談參加和信團隊，一起替臺灣的醫學教育做些有意義的事。

　　就這樣子，我從 2001 年到現在，一晃已經在這裡工作了十九年。欣逢醫院三十週年大慶，我深感榮幸，受邀在此分享我在這裡工作所感受到的「成就感」。

做對病人有利的事

還記得我初到這醫院時，曾經有過這樣的感受：來參加這團隊有如投奔《水滸傳》裡的「梁山泊」，雖然我們並沒有像一百零八條好漢被官兵追殺，但碰到的幾位同事都表達，在外面度過追逐「業績」、「效率」的醫療環境下，無法做我們認為對的事，而這種令人窒息的感覺，扼殺了行醫所追求的「價值」。

大家都深感來到此地，終於可以做醫者認為應該做的對病人有利的事，不會被其他「次要的」或「不正確的」目標所「追殺」。我當時寫道，我深感慶幸，能夠與「理念相同」（like-minded）的醫療團隊共事。

非常感激黃院長說到做到。當我第一次以參加醫學教育會議、演講而寫假條，呈交當時醫院的醫務長蔡繼志教授時，他很直爽地告訴我，黃院長有交代，只要你認為與醫學教育有關的，你不必再向我告假。這種受人完全信任的感覺，直到今天，還讓我感受到一種說不出的溫馨與壓力。

也因為這樣的承諾，我才能在過去十幾年來，灌注心力於教育部醫教會，以及臺灣醫學院評鑑委員會（Taiwan

Medical Accreditation Council, TMAC）的工作，直到幾年前才由這些職務退下來。同時，我還能繼續自己最有興趣的「床邊教學」，讓我這十幾年來，參與臺大與成大醫院對醫學院五年級醫學生的神經學臨床實習，將人文關懷的理念融入臨床教學。

在和信醫院工作，我接觸到的臨床服務較少，只有在門診照顧一般神經內科的少數病人，同時因為自己過去在國外二十多年，主要是做癲癇方面的醫療服務與研究，所以病人也較偏重於這方面。

我在此分享，我在和信醫院所參加的兩個教學活動：

一、床邊教學：個人參加和信醫院的醫學生臨床教學，最大收穫是在這癌症專科醫院的環境下，我有機會帶著前來和信醫院實習的陽明醫學生及成大醫學生，到病房進行床邊教學時，除了做有關神經學的「身體診察」（physical examination）以及「鑑別診斷」以外，我因為病人與家屬提出的問題，才真正體會到癌症病人的內心世界，使我與醫學生有機會對癌症病人有更深入的了解。容我寫下幾個在和信醫院與醫學生一起看病人時，常被問到的問題：

(1)「我還能再活多久？」：我總是耐心地解釋，醫學

統計數字是來自於大多數這種病的病人之統計數據，但有時還是有可能看到令人振奮的「例外」。我會與病人坦然分享，自己過去在神經內科專業所犯的「錯誤」，以為無法恢復的病人，後來居然幾乎完全恢復，回來告訴我「醫師你錯了」的真實故事。

所以我總會告訴病人，如果你後來發現自己比我們所告知的結果更好時，我們會非常高興，因為這樣可以幫忙下次再有病人問一樣的問題時，我們可以說「我也看過這種例外的奇蹟」，來鼓勵病人。

同時我也會提醒病人，與其擔心還有多久的生命，不如多想如何讓自己活得更有意義。但我也不忘利用這機會鼓勵醫學生學習「灌注希望的藝術」，同時也強調切忌為了鼓勵病人，而給予病人不可能實現的期待，「捧得高，摔得重」是不道德的。

(2)「我很後悔當初沒有接受治療，現在才回來看你們太晚了」：這也是常聽到的充滿悔恨的告白。但有一次我安慰病人說，「事實上，我們也看過一開始就接受治療，但還是沒有成功的例子，所以你也不用那麼自責。」就因為這樣的病醫對話，竟引起一位醫學生在離開病房後與我激辯，「老師你怎麼可以錯過這最好的『機會教育』！」。

我適時地指出，「傷口灑鹽」是醫者大忌，而且我所說的也是「事實」，因為有些癌症就是難治的。

(3)「為什麼偏偏是我得了癌症？」：第一次碰到病人問這句話時，我剛好讀了一篇很感人的短文〈感謝上帝，我得了癌症〉（Thank God, I have cancer）。作者是一位醫師，他描述一位病人告訴他，「如果我死於中風、心臟病，或其他因素，我將是什麼樣子。每次想到這個，我就感謝上帝我得的是癌症。沒有這些多出來的時間，我就永遠不會體會到地球上，人與人之間存在的愛與溫柔。」這篇文章寫得十分細膩感人，也十分有道理。

因為我們這位病人是中學的英文老師，所以我不只與她分享中文的翻譯，也給了她這篇文章的英文原文。想不到她出院後寫信告訴我，她非常感激我與她分享這篇文章，撫平她心中的焦躁，同時她也推薦這篇好文章給她的學生，做為英文課的課外讀物。

推動「敘事醫學」人文教育

二、醫學人文個案討論會：為了能讓醫學生在實習階段，有機會討論一些雖然診斷與治療沒有問題，但卻使醫

學生感到困惑的「我們這樣做對嗎？」、「我想知道，大家認為怎麼樣做才對？」、「我不曉得為什麼我會因為照顧這病人而感到不安」之類的個案。這是由黃院長、王金龍主任與我三人輪流主持的，由提案的醫學生報告個案的病史以及他的疑問，並邀請照顧這病人的醫護團隊、社工師、心理師參加的多元討論會。

我們通常要求與會的每位學生都要發表意見，激發出各種不同看法，促使學生重溫自己在踏入醫院學習臨床醫學之前，所學過的人文與倫理課程。同時，也藉由這討論會，鼓勵醫學生整理學習心得，投稿於一群致力於改善病醫關係的有心人成立的「醫病平臺」電子報。

這種鼓勵習醫者透過用心了解病人的問題，體會病人與家屬所承受的痛苦，訓練自己透過文字的敘述，引發對病人的同理心，也正是目前醫學人文教育所推動的敘事醫學（narrative medicine）：透過「注意力」（attention）傾聽病人的痛苦，學習如何「以文字表現（representation）」醫者對病人的了解，而後才能與病人建立「密切關係」（affiliation）。

同時，我們也鼓勵醫學生發表他們的學習心得，讓臺灣社會大眾有機會了解醫學生如何由參與病人的照護，學

到如何做「以病人為中心」的好醫師。希望這也可以推動臺灣社會大眾，在自己或家人不幸生病時，願意接受醫學生參與照護的風氣，這樣臺灣將來才會有更好的醫師照顧他們。

最後我想套用一句時下常說的「臺灣最美麗的風景是人」，向醫院同仁說一聲：「和信治癌中心醫院最美麗的風景是人！」

〈實習醫學生手記〉

病人說：我非常喜歡你每天來拜訪

陳品諭

（實習醫學生）

　　L 先生，是我在和信醫院實習時結識的朋友。

　　除了是朋友，他也是我在內科時負責照顧的病人。由於具抗藥性細菌的感染，他住在隔離病房。每天早上以及下午查房前，我都會先到病房旁的換衣間，經過一連串的保護措施，洗手、穿隔離衣、戴手套、戴口罩，把自己遮得只剩眼睛，輕敲通往病房的門，等候應答，再拉開厚重的門扉，踏入醫院裡這個遺世而獨立的空間，去看看他、聽他描述身體的狀況、做一些身體診察，接下來，就要等教學團隊討論完所有的病人後，再跟著主治醫師一起去看他；若沒有臨床課程或其他事情要處理，我也會在不同的時間找他聊聊天。

　　這些互動看起來沒什麼特別之處，而究竟有哪些轉捩

點，使我們從醫學生與病人的關係變為朋友，其實也說不清楚；我想，也許是因為人與人之間的關係，總是由許多察覺不到的小事情累積而成，所以等到實習的尾聲時，才猛然有「竟然成了朋友呢！」的感覺。

初識L先生的那一天

第一次見到 L 先生，是在 8 月的盛夏午後。我正在護理站寫病歷，教學團隊裡的個管師忽然匆匆跑來：「品諭，你的英文不錯吧？來幫一下忙好不好？」

原來，一般病房中有位外國人，收到了朋友寄來的一束鮮花；然而，按照醫院的規定，花不能拿到病房裡，只能放在大廳；宅配的人員不諳英語，希望我能當臨時翻譯，以便讓病人簽收，才算是圓滿送達。看著紙條上寫的房號，我快速經過一扇又一扇的房門，腦中飄過的思緒全都圍繞在高中畢業後就幾乎沒再精進的英文，怎麼辦？花束的英文是什麼？宅配公司的英文是什麼？噢！天啊！我好緊張！萬一他問我更多的事情，我能回答嗎？他會不會覺得臺灣的英文教育很失敗？哎呀！我可不能丟和信醫院的臉啊。

到了他住的病房，確認了一下房號與姓名，我便帶著還沒撫平的焦慮，敲了敲門。

推開門後，映入眼簾的是一位帶著眼鏡的老紳士，正在享受從偌大玻璃窗透進來的午後陽光，電視機小聲地播放外國新聞頻道，為病房添了一股恬靜但不死寂的氣息。老紳士一臉疑惑地望向門口，不解為何有四位陌生人同時出現在他的房間裡（那時的大陣仗包含了：宅配人員、個管師、我，以及當時我負責帶著一起實習的麻省理工學院學生）。

「午安，我是這裡的實習醫學生，我們來打擾您，因為您的朋友送了花束來要請您簽收，但……」我緊張地笑了一下，語速無法控制地加快。

「花束？」

「是的，花束。」慘了，我發音不對嗎？還是我根本講錯字了？

「花束的英文是 bouquet 嗎？」我小聲地問讀麻省理工學院的妹妹，既然是在美國念書，應該算是個會走路的英漢字典吧！

「對。」會走路的英漢字典發現我第一句話就卡住，也開口幫忙翻譯：「您的朋友送了花束，要請您簽收，但

是由於醫院規定，花束只能放在一樓大廳……」

老紳士還是沒聽懂。

「嗯，我的意思是，您的朋友送了花要給您，花。」雖然用字不是那麼精準，我想「Flower」也大概能表達相同的意思吧！

「花！」老紳士終於露出笑容。

接著我向他解釋，醫院為了病人的健康著想，無法將花送到病房，若想要欣賞，可以到一樓大廳的櫃臺看。

不過，他似乎才剛動完手術，還無法親自到樓下，我便幫他用手機拍了幾張相片，並將花上的卡片帶回病房。

「這是您的花，這是卡片。」我邊說邊將手機還給他。

「真不錯，謝謝你！」他笑得更開心，開始研究他的卡片。

「祝您有個美好的下午。」我對他笑了笑，回到護理站繼續寫病歷。

後來我與 L 先生不再有交集。由於當時他是外科的住院病人，我則是剛到內科實習的醫學生，雖然病房近在咫尺、病歷系統中的資訊唾手可得，我既不是負責照顧他的人，便無需、也不可隨意探究他的隱私。

實習的日子亦相當充實，每天都有新的問題、新的狀

況要面對與解決，我的心都放在自己照料的病人上，也逐漸忘記這件事。

隔離病房再次見面

直到9月的初秋午後。我正在寫病歷，教學團隊裡的個管師，拿著當日新入院的病人名單，走進護理站：「品諭，你的英文不錯吧？我們有位外國病人，那這位就給你負責囉！」

「外國病人！？所以要全英文嗎？好可怕……」我慌張起來。內科實習已近尾聲，照顧病人、詢問病史、做身體診察的能力固然有進步，若換一種語言，我有辦法做得一樣好嗎？

「我覺得你很適合接這位病人，試試看嘛！無法負荷的話，我們再來調整。」

個管師有股魔力，可以讓焦慮的醫學生放心，也可讓沮喪的醫學生恢復元氣；鼓勵的話語配上溫暖的笑容，我忽然變得一點也不害怕，反而有種挑戰自己極限的期待。

「你OK啦！最強clerk耶！」實習醫師學長開玩笑地說，對我比了個讚。

「對啊！不用怕啦！不然我陪你一起去問病史。」實習醫師學姊也很體貼地伸出援手。

「沒關係我可以自己去，學姊謝謝你！」我點開病歷系統，想大致瀏覽病人的狀況，看到名字時，我愣住了。

「這是上次我們幫忙拍花的那位老先生？」

「對呀！啊，他住隔離病房喔！」個管師確認好每位新住院的病人都有人負責照顧後，便離開護理站。

之前的病歷記載，L 先生使用的語言是法語與英語，我趕緊抓住會說法語的同學，學一些日常問候用語。我想，若是在打招呼時，用他熟悉的語言，也許會更親切。我把病史詢問及身體診察的項目複習了幾次，在隔離病房旁的換衣間做好保護措施後，我便進入隔離病房。

L 先生看起來很累，而且心情不是很好，病房中有一位穿隔離衣的朋友，正張羅著入院的各項生活用品，而主治醫師已經在詢問病史了。我竟然比老師還晚去看病人！緊張與羞愧使我滿臉通紅，幸好口罩掩飾了我的不安。

我對著 L 先生與老師各鞠了一個小躬，老師先向他介紹我是負責照顧他的醫學生，待會再問他一些更詳細的病史，接著繼續剛才的對話。我則站在旁邊觀察老師的一舉一動，直到老師做完身體診察、離開病房，才換我上場。

　　由於我實在太緊張了，在護理站演練了半天的法語會話根本一點都不記得，只能用生澀的英語問病人問題。可惜英語不是他的母語，因此溝通上還是有困難，恰巧陪伴他的朋友會說法語，有些部分就請她幫忙翻譯。

　　L 先生這次入院是因為術後回診時發燒，發現感染而送到隔離病房；雖然他沒有表達任何負面情緒，但我能想像，任何人在這樣的情況下，一定同時受到身體不適與心情沮喪所苦。離開病房前，我請他的朋友幫忙翻譯，告訴他其實我們在 8 月時見過面，當時我還幫他拍花束的照片。他們用我聽不懂的語言快速交談著，L 先生忽然轉過頭來對著我笑，原來，他還記得我，只是因為口罩的緣故一時沒認出來。

　　我回到護理站開始寫病歷，手指在鍵盤上的起落格外雀躍。

陪伴中的掛念

　　身處隔離病房，在臺灣又只有平日忙於工作的友人能關照，L 先生一定非常寂寞吧！於是，除了每天查房前的拜訪，我到隔離病房陪伴他的時間逐漸增加。L 先生開始

在我打開房門時露出笑容，在我做身體診察的時候好奇地觀察，不可思議地指著聽診器問我：「你真的能從那東西聽到些什麼？」他得意地展示手機裡的 App，裡頭標注他分布在世界各地的朋友，也透過視訊，向他的臺灣朋友們介紹我這個「醫師」。

離開內科前的星期三下午，我和同學們正在考紙筆測驗，口袋內的公務機突然響了，是和我一起照顧 L 先生的專科護理師打來的。

「你好，我是 clerk 品諭！」

「品諭，醫師想要測那位外國人的餘尿量，可以請你幫他做個單次導尿嗎？」

「嗯，我現在正在考試，大概幾點要導尿呢？」

「因為之前在外科照顧他的專科護理師也會來，最晚三點喔！可以嗎？」

「唔，好，我三點過去。」望著手錶，時間是兩點半，而我還有一半以上的題目沒寫。

牙一咬，接下來的題目全都用火箭般的速度寫，成績如何我已經不想管了。比起考試，更重要的是我正在照顧的病人，至於沒有認真作答的部分，等之後答案出來、發回考卷時，再好好檢討吧！匆匆交卷後，我便趕往病房。

「你很準時嘛！放過尿管嗎？會做嗎？」外科的專科護理師如是說。

「之前放過兩次，還不是很熟練……」

「沒關係，這次就讓你來。我在旁邊看著，不行的話我會幫你。」

導尿的用品都已經備好，L先生饒富興趣地觀察著尿管。

「我的老天！這麼長一根東西真的可以全部放進去？我可以用手機拍一下這東西嗎？」

「當然可以。待會可能會有點不舒服，不過我會盡量小心。」

「沒問題，我很相信你。」聽到這句話，我變得更穩了；放尿管的程序一一浮現在腦中，我開始有條不紊地消毒、鋪單、準備尿管與潤滑膏。

「我要放尿管了哦！」接下來是一片沉靜，感覺不到時間流逝，一回神已經導完尿了。

「好啦！這樣就可以了。」專科護理師看起來頗滿意，開始量餘尿量。

「很不錯！你跟他說餘尿量不多，跟之前比，有很大的進步。我還有事要忙，待會讓他清洗一下。消毒的東西

殘留，有時候會讓病人覺得不舒服，沖洗一下比較好。」

我將專科護理師的話翻成英語，接著幫 L 先生推他的點滴架到浴室，確保病人服的下襬不會沾溼，再遞沐浴用品。（掛著點滴，連日常生活的小事情都會變得很困難！）

「真的非常謝謝你。」我離開病房前，L 先生很認真地跟我說。

「不客氣，我希望你能盡快好起來，我在微笑喔！」

因為戴著口罩，所以把我的微笑說給他聽，但我想，即便不說，他也知道。

兩天後是 L 先生出院的日子，也是我在內科實習的最後一天。

「希望之後還能在這裡遇到你。」L 先生愉快地說。

「不過我希望你不用再住院了！」得到所照顧的病人讚美，雖然很開心，但我衷心希望他不需要再受病痛所苦，還是別在這裡見面比較好吧！

「接下來我要化療，也會出沒在這兒，希望可以看到你！」

「那我懂了。恭喜你可以出院啦！再見。」

外科實習生活的精采程度，與內科相比，毫不遜色，每天除了照顧病人、上課，更要跟診、跟刀，也有許多實

作練習，就這樣過了一個月，我都沒再遇見 L 先生。

不知道他化療得如何？在繁忙充實的日子裡，這樣的好奇，偶爾會閃過腦海。

跨科探望，建立友誼

一個月後，我正在大腸直腸外科實習，負責照顧的病人住在五樓病房。某天，跟著主治醫師查房時，我發現 L 先生的名字又被寫在隔離病房的門牌上了。

要不要去看他呢？職前訓練時，我們被告知：不可隨意拜訪非自己照顧的病人。現在的我是外科實習醫學生，L 先生既不是外科病人，也不是內科教學團隊負責照顧的病人，似乎沒有理由去看他。我害怕自己踰矩，心中卻又不想就這樣放著不管。

幸運的是，當我向王金龍醫師尋求意見時，王醫師告訴我無須拘泥於紙本規範，這條規定的立意，是使醫學生不利用醫療的權力，隨意探究他人隱私，而我既是照顧過這位病人的醫學生，即便這次不是以照顧者的身分，也可以去找他，以朋友的角度去陪伴他，對病人的心理也會有所助益。

　　於是我又進入了與世隔絕的病房。L 先生勉強擠了一點笑容，就又閉上眼睛休息，他的心情十分糟糕。之前為了進行化療，他身上裝了 Port-A 導管，沒想到還沒開始使用就感染了，間歇性發燒讓他無法睡得安穩。我對於如何解決他身體上的痛苦束手無策，只能盡我所能陪他，告訴他我相信所有的醫療人員都很努力，希望他能儘早康復。

　　隔天中午剛好有每週三次的醫師午餐會，我聽到幾位醫師討論 L 先生，因為語言的緣故，醫師對於 L 先生疾病以外的狀況並不是那麼了解。我心中暗忖，只要 L 先生願意，多個人去陪他、跟他說說話也不錯，或許有機會能夠更加了解他這個「人」。

　　於是，傍晚離開醫院前，我又到隔離病房。此時 L 先生發燒的不適已經有所改善，氣色看起來好多了。聊著聊著，說到我正在外科實習，因此沒辦法像之前那麼頻繁陪他時，他立刻問我下星期是不是要幫他拿掉 Port-A 導管？得知我無法參與後，他顯得有些落寞。

　　為了轉移話題，我告訴他週末要回原本就讀的大學，參加海外實習面試。L 先生問了我想去哪裡實習，為什麼選擇該校後，祝福我面試順利。「你沒問題的。」L 先生對著我點點頭，要我趕快去搭車。

　　海外實習面試只有短短十分鐘，回到臺北，我的注意力回到目前照顧的病人身上，無暇多想面試結果。星期一上午查完房後，我趁著空檔去隔離病房。

　　「面試得如何？」我一開門，L 先生用這句話代替早安，對我露出微笑。

　　他竟然會在乎我的事情，會關心我！我的情緒一下子激動了起來，這已經不是單向的我關照、拜訪他，而是真的像朋友間的問候關心，是雙向的。

　　「還不錯！過程很輕鬆，老師們一直在笑。」不知為何，許多正經嚴肅的話，從我口中說出來，會變得有點好笑，我的面試過程簡直就是綵衣娛親。

　　「你很有活力，總會帶給別人歡笑！」他邊說邊笑。（附上原句：You are dynamic, and you always bring laughter to others!）

　　「你絕對可以獲得實習的機會。」

　　L 先生一定不知道短短兩句話，會成為我日後實習生活的動力之一；我亦從未想過，有一天，不是我給病人支持，而是他們支持著我。沒有什麼比得上我所照顧的人的讚美了，他們與我的關係是水平的，評價是最客觀的，能夠獲得他們讚美，是最令我開心的事。

「早安！」我進入病房時，L 先生正在和他的朋友視訊。由於上星期五在醫師午餐會時，聽到醫師們討論 L 先生，似乎是保險方面有點問題，而 L 先生不太願意講他為什麼來臺灣，因此，我想再多跟他聊天、多聽他講話，也許能夠知道他在想什麼。

「能和朋友這樣視訊，真不錯！」

「是啊！不過我在臺灣能夠聊天的朋友也不多。老人不太說英語，年輕人又太害羞。」

「那你為什麼會想選臺灣居住呢？」就是這一刻！如果 L 先生願意告訴我，我會很高興，不過若是他不想講，我也不會勉強他。

L 先生稍稍遲疑了一下，才跟我說了一段好長的故事，不過他不希望其他人知道，因此我也不記錄下來了。

「臺灣的教育太急躁。學習要像羊吃草一樣反芻……你知道反芻嗎？」在他的故事裡，有一部分是在師範大學上中文課，L 先生說他後來就不去上課了，因此中文也沒有好到可以交朋友。

「要反芻，而不是才剛學會一個東西，就要馬上往下一個目標前進。」

我靜靜地聽著他講，從他來臺灣的緣起，到目前保險

的問題。

「我非常喜歡你每天來拜訪。」L 先生說完故事，顯得有些累，在我離開病房前，說了這句話。

「我也喜歡每天來探訪你。」

如此溫暖的話語，卻讓我有點五味雜陳。有時候，病人需要的只是願意聆聽的對象，這是我能力所及的事。但現實呢？除了讓他心情好一些，實際面上似乎什麼都幫不了。後來我與王金龍醫師再度討論 L 先生時，王醫師告訴我，我其實可以主動找 L 先生的主治醫師討論。可惜當時我即將離開和信醫院，這大概是我在三個月的實習生活中，最遺憾的事情吧！

我一定要看看你拿掉口罩的樣子

10 月底，臺北依然炎熱，察覺不出已經是金風颯颯的季節了。

在外科實習的最後一天，我寫好結案摘要（off-service note），向照顧的病人道別。為期三週的休假即將展開。

「我要離開這間醫院了。」我告訴 L 先生，之後要回原本大學的附設醫院見習。

「謝謝你一直來拜訪我。」

「這沒什麼。不過我下星期一會回來發糖果喔！萬聖節的，還會穿上特別的服裝！我會問問看，是否可以到隔離病房。」雖然希望渺茫，但如果能讓 L 先生沾染一點節日的歡樂氣息，應該對他有好處吧！

「下星期一？我的主治醫師告訴我，下星期一可以出院！」

「真的嗎？！那你就能拿到糖果了！我們會在全醫院發糖果！」

「我在大廳等，也可以嗎？我一定要看看你拿掉口罩的樣子。」

「當然可以！」我都忘了他從未看過我的臉呢！

萬聖節這天，在我換上超級瑪利歐服裝發糖果之前，先到隔離病房看 L 先生。他已經整裝完畢，剩最後一點手續，就能出院。

「我終於知道你長什麼樣子啦！」L 先生開心地拿著手機，要我跟他合照。由於我沒有做隔離防護，又穿著便服，所以只站在換衣間，而他在病房中。不過，換衣間通往病房的門是敞開的，一起照相也不成問題。

然後他幫我拍了張照，照片裡，我正打開隔離病房的

門。也許，除了隔離病房那扇厚厚的門，還有什麼也被打開了呢！

明亮的陽光從窗戶灑進，一如我第一次見到 L 先生的那個午後。

回想起和 L 先生相處的點點滴滴，我意識到，並不是我在內科照顧他的那段時間，反倒是至外科實習後，脫離「照顧者」的身分去接觸他，才是友誼的開始。

人與人的關係不需刻意營造

與他對話不是為了蒐集資料、撰寫病歷，而是想了解這個人。聆聽他的故事不是為了「建立良好的病醫關係」，而是擁有信任感後，自然而然的分享。被詢問面試結果不是因為客套，而是真實的關心。脫離醫者與病人的框架，才發現人與人的關係不需刻意營造，因為這本是人類天性的一部分啊！

L 先生後來透過臉書與我聯繫，他看到了我在臉書上放的照片，是我在使用達文西機器人練習模式的照片。我回到成大實習的某天，突然收到他的訊息，告訴我他看到

一篇用法文寫的學術論文摘要，探討攝護腺癌使用達文西手術的預後，他想要翻成英文讓我參考。不過一般人要得到全文，需要付錢，而他已經和英文老師 Jamie 討論，若能找到整篇論文，他會翻譯給我。

關於病醫關係的種種，親身體驗勝過千言萬語。感謝上天讓我在和信醫院遇見各式各樣的人，不只是 L 先生，我與每個照顧過的病人，都有一些很特別的回憶，每位病人讓我體會或感受到的不盡相同，但有所成長是一樣的。

謝謝王金龍醫師邀請我記錄下這段故事。如果沒有王醫師開口，我也許不會在沉澱許久後，重新咀嚼這些回憶與反思。

脫離醫者與病人的框架，才發現人與人的關係不需刻意營造，因為這本是人類天性的一部分啊！

〈和信幕後〉

給實習醫師的學習建議

陳偉挺

（本文為 2004 年至 2007 年，

在和信醫院擔任內科住院醫師時撰寫。）

▶ 紀律：

1. 在照顧病人的過程之中，有一定的紀律是很重要的，這並不表示氣氛要很嚴肅沉重。有良好的紀律，可以確保你在忙碌時、想睡覺時、分心時，還有一些安全機制可以確保病人的照顧品質。請記住：您可能會殺死病人！

2. 查房前準備：每天請在 7 點 30 分晨會前（或者住院醫師工作查房之前），先看過病人。看不完？那就請更早來醫院！

3. 有新出爐的實驗室數據，請「背起來！」

4. 「每天」請寫負責照顧病人的病程紀錄，實習醫師和醫

學生都需要寫，不管誰已經寫了！

5. 住院醫師工作查房的順序大致會是：病情不穩定的病人、當日出院病人、新入院病人、舊有仍在住院的病人。若輪到自己負責的病人時，請準備一場 5 分鐘至 10 分鐘的報告；舊病人請在 5 分鐘內結束，包括過去二十四小時新的活動，和今天的評估及計畫；新病人請在 10 分鐘至 15 分鐘內結束，包括現在與過去病史、實驗室數據與影像，以及評估與計畫。

6. 迷你查房：住院醫師和主治醫師會在查房的過程之中問問題，有些提問會成為家庭作業，隔天請準備一場 5 分鐘的短講來教大家，不用大費工程準備一些投影片，這是一個非正式的場合。

7. 要做好充分的準備！醫師不喜歡工作中的驚喜！

8. 時間的急迫性：有些問題需要緊急處理，沒有時間吃午餐或午睡。

▶ 病史詢問：

1. 描述「轉折點」：描述病人病史中重要的「轉折點」，例如病人胸痛入院，請先在「胸痛」這件事上停下來，

做一些正面和負面發現的描述。為什麼要這樣做？因為你不說，聽眾完全無法從你描述的胸痛來進行鑑別診斷，或者了解你自己目前對於胸痛的評估如何。

2. 有時病人症狀很多，怎麼辦？那我們就來當導演，來說個故事：選一個或兩個「最重要」的症狀（你自己覺得、或病人覺得的症狀，也許是他為什麼來醫院的原因）當「故事主軸」，然後把一些其他「瑣碎」的症狀先放一邊，或者放進系統回顧中；請不要扔一大堆的症狀、又不解釋詳細的內容，聽眾不是每個人都懂得王家衛導演的手法。

3. 請量化病人的症狀，也從「病人自己」和「生活上」細微的變化，發現不對勁的地方。少用醫學術語，也請不要把自己當成「病史問卷調查員」，只是例行性地勾選一些清單。常舉的一些例子如：定量食量的減少（例如用幾碗飯），定量吞嚥的困難（大口吃炸雞，到後來細嚼慢嚥），定量體重減輕（衣帶漸寬）等。

4. 除非情況特殊，不然務求「第一手」的資料來源，也就是病人本身；專心聚焦在病人身上，把旁邊嘰嘰喳喳的人都先放一邊。

5. 病人「逛」過很多醫院怎麼辦？記得病人才是重點，

這些「逛院史」輕輕一筆帶過就好。例如病人去過北榮、臺大、長庚，做了電腦斷層、核磁共振、切片檢查等，可以總結成「病人在外院做過以下檢查，懷疑是……」就可以了，不要把每一項檢查的每一個發現都逐字唸出來。

6. 不要無意識地重複自己說過的話，請說快一點！

▶ 身體診察：

1. 做身體診察不要丟三落四，務必建立自己的一套例程。

2. 四種常用的身體診察：一般身體診察、發燒檢查、神經學檢查、心臟學檢查。

3. 一般身體診察：用在病人住院時，以及每天拜訪時會做的身體診察，例如我自己的拜訪程序是「進門打招呼，問好，拉手摸脈搏和溫度，聽心臟，聽肺，摸肚子，摸肢體。」

4. 病人發燒時，為了找尋發燒源頭的發燒檢查，此時應特別注意傷口、管路、病人抱怨的症狀（通常是真正有問題的所在）。

5. 神經學檢查：可以和賴其萬教授學。

6. 心臟學檢查：可以和陳超群醫師、哈維假人學。

7. 善用心雜音教學帶、呼吸音教學帶。

8. 重點是要保持習慣，並多練習。

▶ 病歷紀錄：

1. 寫病歷是一種進行重組的過程，以澄澈自己的思想，
   並與其他醫療人員進行溝通。（哇！過了忙碌的一天，
   整理一下發生的事情、我的想法和後續診斷及治療方
   案，然後寫在病歷上，多用描述性文句。）

2. 首先進行一般性描述（一小段病人對病情的描述，以
   及你自己的追蹤及身體診察），然後針對每一個問題，
   逐一進行評估和計畫。

3. 寫下您的想法（我手寫我腦）。

4. 說明實驗結果（請不要只是抄數據，那個大家可以自
   己看）。

▶ 臨床報告：

1. 臨床報告反映了您的臨床推理水準。

2. 醫學，不是一件很直白的事情。在進行臨床報告的時候，喜歡隱晦的暗示。我來舉一個很冷的例子：例如在「現在病史」的部分，我描述一顆蘋果，我不會直接說它是一顆蘋果，我會說這是一種水果，圓圓的，外表紅紅的，有香氣，去皮之後放久了會變黑，價格 10 元至 200 元不等，如果是美國華盛頓的或日本富士的，也許會貴一點；接下來，「身體診察」起來硬硬的，敲起來有「摳摳」的聲音。所以，我的評估及計畫，根據以上的分析，我覺得最有可能的是蘋果，因為……，而不是香蕉，因為……。

3. 向聽眾提供線索，他們並不愚蠢。

4. 臨床報告的同時，也是在幫聽眾做鑑別診斷，在你的報告裡記得「布下線索」。

5. 不要來回跳躍，這是一頓井井有條的美食饗宴。順序是很重要的，請不要跳來跳去。

6. 就像吃正式的西餐一般，先餐前酒、前菜、主菜、甜點、咖啡；如果有人先上了主菜，再來甜點，然後說「抱歉，我剛剛忘了給你沙拉」，我想大家對這家餐廳的評價應該滿糟的。

▶ 不同場合的報告：

1. 針對不同情況（例如工作查房、教學查房、照會報告，和放射診斷科醫師看片時的報告、教授查房等），有不同的報告時間長短與重點。

2. 病人只有一個，可是要「見人說人話，見鬼說鬼話」（這只是比喻，沒有冒犯哪位或哪科醫師的意思）。

3. 所以不管報給哪一個人聽，每一個人都需要一位病人概況介紹，例如先報一位六十歲的吸菸者，有肺癌史，出現過三天的咳嗽和發燒……接下來就要開始變化啦！

4. 報給放射科醫師聽：開宗明義說「我們照了胸部 X 光片，我們正在尋找肺炎」，1 分鐘簡單結束。

5. 報給感染科醫師聽：燒多高、痰的性質、病人會喘嗎？他「沒有」排尿困難、腹痛（提列負面發現），身體診察結果如何、白血球多少、胸部 X 光片如何，現在正在用第二天的抗生素。3 分鐘至 5 分鐘結束。

6. 報給腫瘤科醫師聽：病人之前肺癌的初始級別是 IIIB，做過合併的放射線及化學治療，在今年 3 月結束，我們現在正在處理肺炎的問題，不知道您有後續的治療

建議嗎？還是什麼時候該回您的門診追蹤？也是 3 分
鐘至 5 分鐘結束。

7. 報給睡眼惺忪、苦笑的住院醫師聽（工作查房時）：全
報，10 分鐘結束。

8. 報給教授聽（教學時間）：加點油、添點醋，全報，15
分鐘結束。

9. 呈現非常好的重點報告，並不容易。而且時間愈短的
愈難報（說話說快點，可以爭取一些時間）。

10. 每天進行病人的臨床報告，然後您將記住該病人的每
個細節，並記得報告量化數字，而不是只說些「低」、
「高」、「穩定」之類的。

▶ 病人照護：

1. 持續告知病人及教育病人，告訴他們為什麼要這樣做，
解釋結果，並經常追蹤病人。

2. 開立檢查、抽血檢驗時，請先想清楚，把該做的一次
做完，做對且做完整。病人可不是一大罐血液瓶或組
織桶，你想抽就抽，你想切片就切片。隨時提醒自己：
「這有可能是這位病人最後的機會、做這項檢查……」

3. 養成第一手、從上到下觀察的順序，以及「病史—身體診察—實驗室數據—影像—治療—病理」的順序。

4. 我們強調「縱貫式」的學習，從一開始病人踏進醫院來，自己接病人，做身體診察，想決策，做治療，和放射科醫師看片子，和病理科醫師看切片或抹片。這樣，一位病人從過去到現在，從顯微鏡下的發現，到巨觀的身體診察，都被你摸透透囉！

▶ 值班：

1. 請先看過病人之後，再來跟前輩討論，不要當個「總機先生／小姐」。

2. 快速看過圖表（最新病程紀錄或摘要紀錄）、生命徵象表、藥物清單、實驗室檢查結果。

▶ 閱讀資料（內科）：

Read EVERY UpToDate articles with a title started with "Approaches to..."

General books: *Saint-Frances Guide to Inpatient Medicine, Pocket Medicine:*

The Massachusetts General Hospital Handbook of Internal Medicine,

The Washington Manual of Medical Therapeutics.

NEJM MGH Medical Record、Clinical practice / per week.

CXR: *Felson's Principles of Chest Roentgenology*

EKG: *Rapid Interpretation of EKG's*, The only EKG book you'll ever need.

Antibiotics & bugs: *Clinical Microbiology Made Ridiculously Simple*.

Electrolytes: *Acid-Base, Fluids, and Electrolytes Made Ridiculously Simple*

▶ 結語

　　學習就是一段減少未知、了解自己擁有多少能力的歷程。沒有人是上帝，需要幫忙時請求助。（Training is a process to minimize the degree of UNCERTAINTY, and to know your own ability, ask for help when needed. No one is God almighty.）

〈住院醫師手記〉

能做醫師是一種福氣

陳品諭

（臺北榮民總醫院不分科住院醫師）

「能做醫師是一種福氣。」

這句是我當實習醫學生時，我非常景仰且喜愛的人生導師所說的話。

當時似懂非懂，只當作智慧箴言默默記住；隨著時間推移，這句話在心裡，被我所經歷的各種故事，琢磨得愈來愈剔透——

能做醫師是一種福氣。

自然而然參與他人的生離死別，感受失去的惆悵或療癒的喜悅，在日復一日的照顧中，體會最原始的人心，是一種福氣。

三年前，我在和信醫院踏出臨床實習的第一步，也是

在這裡遇見了 L 先生；往後一千多個日子裡，各式各樣的病人走進或離開我的醫學之路，而我，被這些來來去去的緣分堆砌，成為了醫師。

L 先生是對我而言，非常重要又特別的朋友。

離開和信醫院後，我回到母校附設醫院以及美國完成實習，與 L 先生的連結只剩臨別時匆匆交換的臉書，與他偶爾傳來的問候。然而，從 2018 年初的新年起，再也沒有他的訊息。

其實是擔心的，卻又不知如何開口；親自照顧過，更知道滿頭白髮的他，雖然上回見面是戰勝細菌之姿，但是人如此脆弱，太多事情難以預測，誰又知道癌症與感染何時會把人鯨吞蠶食掉呢？

與 L 先生的對話框，被新訊息逐漸蓋過。而我也僅在百般忙碌中，偶爾想起他，默默地祈禱，然後回到不斷被推著往前走的生活。

和信醫院之於我，就像家一般

畢業後，我回到臺北進行不分科住院醫師的訓練。

由於地利之便，和信醫院成了我休假時充電的地方，

和老師們談天、討論臨床或生活的煩惱；和信之於我，大概就是在醫學之路上徬徨時，知道有個地方像家一般永遠敞開，可以自由自在、毫不拘束地哭泣與大笑，是令人安心的所在。

依舊炎熱的 11 月，住院醫師面試一結束，早就和陳醫師約好分享在外科與急診的種種，也同時和正在實習的醫學生學弟妹們聊聊、為他們解答一些臨床實習的困擾。當時陳醫師告訴我，12 月有一場關於如何撰寫研究計畫的演講，若我有時間，非常歡迎我參與。

時光飛逝，轉瞬間已近冬至。

連續上急診大夜班的我，邊調適著時差，心中懸著這場演講，到底要不要參加呢？

清晨 6 點，恰好沒有病人，急診內科一片寧靜，iPad 的螢幕忽然亮了起來，有封新郵件。

「今日上午 11~12 am 有研究教學，有空可以來。」

猶豫的念頭直接消失。

驀地對自己原本想好的各種理由——夜班疲累、要補眠、目前還沒接觸研究云云，感到羞愧；我的學習機會，老師記得比我還清楚哩！此時，又想到老師之前答應要借我外科的一本好書，那更沒有不走一趟的理由了。

事後回想，對於老師的呼喚無法拒絕，固然是我的本性，卻也是讓我有如此難忘經驗的關鍵。

再次與 L 先生重逢

早上 8 點整，和接班醫師交班完，略為休息，便動身前往和信醫院。

熟悉的捷運沿線小徑、轉個彎上階梯，迎面而來透明俐落的玻璃落地窗。

看看手錶，離演講開始剩下兩分鐘，我焦急地望向窗裡，終於看見老師出現；會合後趕緊前往會議室，幸好沒錯過太多內容。

再度感受到自由自在發問的氛圍，一個小時很快就過了。

大約是一整晚上班與早上演講聚精會神後的鬆懈，一陣睡意襲來，沒想到老師卻邀請我共進午餐，順便聊聊近況。

機會難得，快要無力的提上眼瞼肌又振作了起來，畢竟每次和老師分享生活的種種疑惑與心得，總是能有共鳴，也能得到寶貴真誠的意見；睡眠少了，電卻充飽了。

　　吃完實習醫學生時期最喜歡的韓式拉麵，我與老師準備將餐盤放回櫃臺。

　　「咦，老師，這個餐盤好像要拿去前面回收耶！這裡寫了一個告示牌。」

　　「跟以前不一樣了，那我們就拿過去吧。」

　　和老師端起餐盤走到一半時，我忽然看見——

　　一位帶著眼鏡的老紳士，正在柱子旁的四人座，讀著雜誌。

　　他還活著！

　　「老師，你等我一下，我看到我的病人，我要去跟他打招呼！」我脫口而出。

　　加緊腳步把餐盤放好，完全沒多想地，把老師晾在一旁，我走近四人座。

　　「Hi! Excuse me, are you _____?」

　　L 先生抬起頭，摘下金屬細框的老花眼鏡，狐疑的眼神停留在我的臉上。

　　看著 L 先生努力思索，我忽然想起當年我是個頭髮極短的孩子。

　　時隔三年，他必定遇見了更多不同的醫護人員，而我亦非當初的模樣——棕紅及腰的頭髮、換了副新眼鏡、取

代白袍的便服；再者，當年在隔離病房，也是包到只剩眼睛，雖說是靈魂之窗，要人如何只憑這一點線索，就想起來呢？

「I'm not sure if you still remember, but I was your doctor around 3 years ago. You know, the time when you were in the isolation room ...?」

笑容從 L 先生的臉上漫開。

「Oh, yes, of course, of course ... How have you been?」

感染結束後，L 先生開始做化療，雖然發生過幾次肺栓塞，所幸都順利度過危機，現在規律地追蹤、治療；比起三年前甫開完刀的他，消瘦了不少，卻仍舊精神抖擻。

感覺眼淚快要奪眶而出，我試著保持微笑，隨著 L 先生溫煦的口吻更新近況，內心的波瀾逐漸緩和。

然後，我終於想起老師了。

轉頭一瞧，發現老師不見蹤影。

再仔細搜尋，原來老師遠遠躲在一個盆栽後方。

趕緊結束話題，告訴 L 先生非常開心見到他，祝福他一切順利，便急忙奔向老師。

「抱歉——我剛剛忘記老師了——」邊偷偷擦乾眼淚邊跟老師道歉。

「沒關係、沒關係。」老師笑吟吟地看著我。

「老師對不起，但我現在好激動，我好想哭喔，剛剛差一點在他面前哭出來啊啊啊。之前一直不確定他到底還有沒有活著，沒想到今天竟然遇到了，天哪！」原本連珠炮似的語速，在激動之下簡直是噴射機。

「其實我剛剛看著，也有點想哭。」

「抱歉，我太激動了，但完全沒辦法克制，好難！」

「我看得出來，但這才是你。」

一路從地下室走回新大樓，搭著電梯回到辦公室，老師難得的沒說什麼話，笑咪咪地聽我語無倫次地傾吐所有不假思索的感覺。

「你回去，好好地把今天的心情寫下來。不過，先趕快補眠！晚上上夜班要緊。」

從病醫互動中看見美麗風景

回到宿舍，心情稍微平復，卻仍難以入眠。

我從未想過，意外得知一位照顧過的病人兼朋友仍然安好，能讓我近乎泫然。

那不是自己親手救起或者投注極大心力，擁有好結果的欣喜。

是什麼呢？

這樣特別的感覺，實在難以言喻。

若沒有在 11 月回和信醫院找老師聊天、約好拿外科的書，若沒有在 12 月的這一天剛好上大夜班、剛好中午能夠自由地聽演講，若沒有老師大清早的一封信讓我無法順著自己的惰性拒絕這場邀約，若沒有演講完的午餐，若午餐後沒有看見餐盤回收的告示牌，若端著餐盤走向回收臺時沒有不經意地隨意注視周遭的人事物，若不是 L 先生在這一天回醫院抽血、抽完血決定在地下室坐著看報紙——

我又怎麼會在端著餐盤走路的瞬間，彷彿當時推開病房門那樣地，看見他戴著眼鏡，安靜地閱讀著書報呢？

緣分罷。

米蘭‧昆德拉在《生命不能承受之輕》中寫道：「一個事件的成立所倚賴的偶然愈多，這事件不是就更重要、而且意義也更深遠嗎？只有偶然，才會像要告訴我們什麼事那樣出現。那些必然發生的、預料之中的、日日重複的事，都是無聲的。只有偶然是會說話的。」

　　前後不到五分鐘的巧遇，要有多少偶然？

　　是在這樣毫無預料的景況下，讓埋在心底許久，自己幾乎要遺忘的掛念得到解脫，而更顯深刻吧！

　　事後回想，也許是當初離開時的我，依舊牽掛著 L 先生懸而未解的保險問題和後續醫療的不定，那是我在和信醫院最大的遺憾。而今，上天用一種刻骨銘心的方式，讓我了卻一樁心事。

　　要有多大的福氣，才有這樣的際遇呢？

　　能做醫師，是一種福氣。

　　能做從病醫互動中看見美麗風景的醫師，是一種莫大的福氣。

結語
我們的過去、現在與未來

黃達夫

◇ ◇

我深知我們不同於其他醫院的地方，

不是有什麼更特殊的設施或儀器，

而是我們一直敦促同事，要更有愛心、

更有能力、更小心謹慎、更負責任。

◇ ◇

在我就讀醫學院六年級時，有兩位資深的美國教授應邀來到臺大醫學院指導臨床教育，帶著學生做教學迴診。

這兩位醫師，一位是曾任美國俄亥俄州立大學內科主任的竇恩（Charles Doan），另一位是紐約私立哥倫比亞大學醫學院外科主任韓佛里（Gerorge Humphreys）。在那半年中，我剛好擔任翻譯，在兩位主任訪視病人的過程中，直擊他

們與病人互動的方式。

　　那是跟我過去所受的醫學教育，完全不同的情境。這兩位醫師雖然分屬內科和外科，個性和作風不同，但是，他們對待病人的態度和方式非常相似。即使是透過翻譯，他們很願意花時間跟病人互動，耐心聽病人訴說症狀，不厭其煩地為病人做從頭到尾的身體診察。

　　為什麼要聽病人說這麼多？醫師固然專業，但是，病人對自己的病情一定了解更多，有許多細節只有病人自己才知道。如果對病人了解不夠，診斷就會有缺陷。美國著名的醫學教育家歐斯勒（William Osler）甚至說：醫師面對病人時，只要問對問題，並且傾聽，病人就會把正確的診斷告訴你。

　　另一方面，來自美國的兩位醫師對於病人的病症，也展現了專業知識的深度和廣度。他們可以暢談這疾病發生的原因，引起的身體機能變化，為什麼要做那些檢驗，要用什麼方式治療，這樣的藥或手術方式是怎麼發現的……這種充滿啟發式、互動式的臨床教育，讓我開拓了全新的視野。

　　從那之後，我就在心裡決定，有一天一定要到美國一探究竟，成為這樣的好醫師。

赴美開啟癌症治療新頁

後來我到美國學習、實習，因緣際會進了杜克醫院，在那裡跟優秀的前輩學習診斷與治療，幾年後，我擔任杜克癌症中心臨床主任。

1970 年代初期，各種癌症的五年存活率都不太樂觀，得到癌症的病人彷彿只能等待大限。但是，在長期的臨床工作中，我發現了一個可以把病人照顧得更好的方法，那就是「以跨科團隊來照顧病人」。

「以團隊照顧病人」的構思，來自長期的醞釀、偶然的觸發。那時，我有一位杜克的護理同事，剛好在大學攻讀碩士，在尋找論文題目時，她來找我討論「如果治療方法相同，影響癌症病人存活的因素是什麼？」

結果證明了，只要能針對病人提供團隊的醫療服務，以病人為中心，建立跨科的醫療服務及支援系統，那麼病人就有更大的機會活下去，而且活得更好。

在杜克醫院時，因為這樣的理念，醫院為頭頸癌病人搭配營養師調整飲食，以避免化療後營養不良，請來語言專家幫忙復健，恢復病人的語言溝通能力，

還有社工師協助心理及財務支持。

259

　　而支持頭頸癌病人的醫護團隊，除了擔任內科醫師的我，還有兩位整形外科醫師、兩位放射腫瘤科醫師、三位耳鼻喉科醫師，還有護理師們。有時候，這樣十三個人的團隊一起走進病人診間，浩大的陣容常讓病人目瞪口呆。

　　但這樣的做法的確能幫助病人。在我導入這樣的做法後，在十二年間，頭頸癌病人的五年存活率，從 30％大幅提高到 70％。其實，在這十幾年間，各科醫療技術變化不大，但病人的確從跨科團隊的照護中受益，這是我親眼見證的結果。

　　所以，對癌症病人來說，環繞著他的需求，建立一個「治療」與「照護」並重的系統，是一個正確的做法。

以病人福祉為中心

　　另一方面，在杜克醫院，我也見識到何謂「以病人福祉為中心」的紀律。在杜克醫院的慢性病人，都會有一位固定的主治醫師來照顧，不論病人來看診多少年，這位醫師都會一直陪伴他，經歷各階段的治療。

　　我還記得我後來離開杜克癌症中心臨床主任一職時，繼任的人提出了一項新做法，希望能把醫師每年的時間切分

為教學期、臨床期、研究期三個各自分開的時段，也就是在一年中，醫師會有固定幾個月專心研究，不做別的工作。

這樣的新制也許對醫師方便，對病人卻不一定好。病人生病的時刻無法預期，如果需要求診時，剛好碰到醫師處於研究期，這位病人勢必要被轉給其他的醫師，這樣，就打破了過去「一位醫師照顧特定病人」的慣例，醫師和病人之間就少了熟悉感、信任感，病人變成了一份在不同醫師診間之間流傳的病歷，而不是一個有血有肉、有故事的人。

當時，我聽到這樣的「新制」，想到一件往事。有一次，我跟一位美國的同事一起訪查了幾所醫院，其中有一所醫院就是採取上述「以醫師為中心」的做法。我還記得那位同事隨口說：「This is an institution without purpose.」（這個醫院不知所為何來。）

當時這句評論給我很大的警醒。我心想，的確，醫院是非營利組織，這個非營利組織存在的使命是為了「改變病人的生命」。如果失去了這個核心使命，醫院存在的目的是為了什麼呢？

後來，我很慶幸杜克醫院並沒有採納「以醫師為主」的新做法，而是重新聚焦於「以病人為中心」的理念，維

持了一貫的病醫信任。

在美國學習、行醫二十五年後，我帶著這樣的經驗和理想，很想要回臺灣服務故鄉的病人，但又不知道自己是不是真的做得到？正在惶惑的時候，我的妻子跟我說：「就從小處做起吧！我相信滴水可以穿石。」

所以從 1986 年，我只要有機會從美國返臺，就開始推展「建立臺灣第一所癌症專科醫院」的理想。事實上，從 1981 年起，癌症已經變成國人的十大死因第一名，成為國人健康的重大威脅。我認為，如果能以國家的資源，在臺灣北中南三地成立一個體系的癌症專科醫院，導入我在杜克醫院的實證醫療經驗，一定能對臺灣的病人有所幫助。

我們建立了正直敬業的文化

這個理想後來因為種種因素沒有實現，但是，辜公亮基金會很願意出資支持這個勇敢的理想。所以，在 1990 年，孫逸仙治癌中心醫院在臺北成立，首任院長是中研院院士、臺灣的肝臟權威，也是我大學時的老師宋瑞樓，而我則出任執行長。初期，先租借仁愛醫院的兩個樓層為病人服務，到了 1997 年，搬到北投立德路現址，並在隔年

更名為和信治癌中心醫院。同年，宋瑞樓教授退休，由我任院長，一路努力至今。

如今醫院已經成立三十年，陪伴超過十萬位病人及家屬。三十年前，臺灣的癌症治癒率只有 25％，大家都認為癌症是絕症。當時，很多人都不看好我們，認為我們大概不到一年就關門了！

的確，在醫院的財務上，我們稱不上高枕無憂，也面臨愈來愈多的同業競爭。近幾年臺灣的醫院爭相設立癌症中心，不管對病人有沒有用處，有些醫院就投資昂貴的儀器，如質子治療儀、機械手臂；有些就標榜基因治療、細胞治療等，創造各式各樣的自費項目，來吸引病人，增加收入。

很多同事就會擔心，和信醫院的經營會不會因而受到影響。其實，這三十年來，我們從來不主張去跟其他醫院競爭，我只期待我的同事，很專心地去照顧好每一位來到和信醫院的病人。雖然，我們的財務從來都不是很寬裕，但和信醫院還是繼續存在，也獲得病人很好的口碑。如今，和信醫院最大的資產，就是在癌症醫療與照護上，已經累積了三十年寶貴的經驗。

回首過去三十年，我們建立了正直敬業的文化：

▶ 清楚的使命和宗旨

▶ 近程與遠程目標

▶ 與同事和病人保持互信的關係

▶ 照顧病人有科學依據

▶ 營造安全、具高品質的就醫環境給病人

▶ 一切行政與醫療決策皆以病人的福祉為依歸

▶ 同事需追求最高專業與道德紀律

▶ 病人和同事是醫院的重心

▶ 建立以醫療成效為基礎的包裹式給付制度

▶ 以數據和流行病學方法不斷檢視改善醫療成效

▶ 有第三方（JCI，國際醫院評鑑）客觀的監督

回首過去三十年，我們的成績值得驕傲。

正確的醫療是最經濟的醫療

根據衛福部的統計，臺灣癌症病人 2013-2017 的五年存活率是 52％。和信醫院最初 1990-1997 的癌症病人五年存活率是 57％，到現在 2013-2017 的最新統計是 74％，有明顯的進步，也是一個振奮人心的成就。

和信治癌中心醫院與全國癌症病人五年存活率對照 2013-2017

5-year survival rate	全癌症	甲狀腺癌	乳癌	口腔癌	結腸直腸癌	肺癌
和信醫院 全部期別[1]	74%	98%	93%	76%	68%	37%
和信醫院 侵襲癌[2]	72%	98%	92%	76%	67%	37%
全國侵襲癌[3]	52%	94%	85%	53%	57%	26%

a. Data Source:
1. KF-SYSCC Cancer Registry : 5-year overall survival rate of analytic cases (n=12,535), CIS, 2013-2017.
   Patients' last follow up date : KF-SYSCC HIS data updated on June 12,2020.
   Taiwan mortality data updated by March 20, 2019, received on September 2019 from Ministry of the Interior.
2. KF-SYSCC Cancer Registry : 5-year overall survival rate of Analytic cases, CIS, 2013-2017, Invasive cancer (n=11,559).
3. Taiwan Cancer Registry, 5-year overall survival rate of new cancer patients, 2013-2017.
b. Invasive cancers only.
c. Breast cancer : SYSCC : Total BC pts. n=4,337, 5-year os. 93%, female BC pts.n=4,332, 5-year os. 93%.
   TW : female BC 5-year os. 85%, http://tcr.cph.ntu.edu.tw/uploadimages/Survival_102_106v2.pdf.

　　2020 年是和信醫院創立三十年。2020 是個別具意義的數字，在英文的表達中，Twenty-twenty（20-20）除了用來表示人眼的最高視力標準外，也可用以代表「洞見」、「有先見之明」等意義。所以光講過去是不夠的，我們未來要怎麼辦？我們如何走向未來？三十年後我們還是做同樣的事情嗎？或是我們要變成稍微不同的醫院？還是變成對臺灣更有意義、做出更多貢獻的醫院？

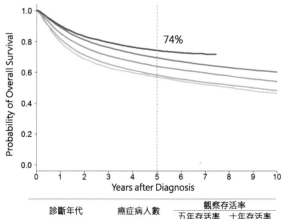

和信治癌中心醫院1990至2017年
50,300位全部期別癌症病人存活率依診斷年代

診斷年代	癌症病人數	觀察存活率	
		五年存活率	十年存活率
—— 2013-2017	12,535	74%	-
—— 2008-2012	13,693	69%	60%
—— 2003-2007	12,663	64%	54%
—— 1998-2002	8,338	58%	48%
—— 1990-1997	3,071	57%	46%

　　臺灣目前的醫療環境，有一些顯著的問題。

　　有關全民健保的部分：論量計酬支付制度無法適當控制量的增加，醫界甚至巧立名目製造需求。醫界竭盡所能發展高價位的自費項目，來彌補健保收入的不足，因此，自費部分已接近全民健保總額，還繼續失控地爬升中。

　　輕重症不分的支付制度，看輕症如傷風感冒，與急重症如癌症的門診費都一樣；因為衝量的結果，看診時間太

短，病醫關係緊張，對品質的要求和醫院評鑑大多是紙上作業；醫師薪酬制度重量不重品質與成效；輕視各領域醫療人才的培育和人力需求，導致 ROAD to happiness 的職場選擇；鎖國的心態阻礙進步，連國外的教授回國執業，都須從實習做起。（注：ROAD 的 R 是放射學 radiology，O 是眼科學 ophthalmology，A 是麻醉學 anesthesiology，D 是皮膚科 dermatology。）

國內尚未建立治療效果評估機制

個人一直深信「正確的醫療，是最經濟的醫療」。道理很簡單，如果，第一次診斷就正確，接著給予經過實證後證實有效的醫療，則不但不浪費醫療資源，治癒的機會也會提高。因此，只要積極減少濫用與浪費，就可以增加新藥的給付。

但是很不幸的，在全民健保論量計酬的給付制度下，至今，尚未建立治療效果評估的機制，因此，不論治療效果好或不好，健保都照樣給付。沒有建立品質監控機制的醫療院所，還很可能因治療失敗的病例多，必須做更多的治療而賺得更多。基本上，目前的健保制度是鼓勵做多，而缺乏做好的誘因，制度本身就在創造濫用與浪費。

　　衛福部國民健康署每年都會公布臺灣十大癌症的五年
存活率，它的統計基礎來自全國各家治療癌症病人的醫院
的數據，但是，國健署並沒有以醫院為單位，公布其五年
存活率。所以，到底同一類型的癌症病人在不同的醫院接
受治療，其醫療費用差別多大？五年存活率又有什麼不
同？則除了國健署，其他沒有人知道！

本院癌症病人1990-1997年及2013-2017年五年觀察存活率

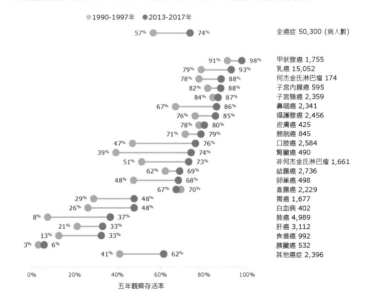

●1990-1997年　●2013-2017年

	1990-1997年	2013-2017年	
全癌症 50,300 (病人數)	57%	74%	
甲狀腺癌 1,755	91%	98%	
乳癌 15,052	79%	93%	
何杰金氏淋巴瘤 174	78%	88%	
子宮內膜癌 595	82%	88%	
子宮頸癌 2,359	84%	87%	
鼻咽癌 2,341	67%	86%	
攝護腺癌 2,456	76%	85%	
皮膚癌 425	78%	80%	
膀胱癌 845	71%	79%	
口腔癌 2,584	47%	76%	
腎臟癌 490	39%	74%	
非何杰金氏淋巴瘤 1,661	51%	73%	
結腸癌 2,736	62%	69%	
卵巢癌 498	48%	68%	
直腸癌 2,229	67%	70%	
胃癌 1,677	29%	48%	
白血病 402	26%	48%	
肺癌 4,989	8%	37%	
肝癌 3,112	21%	33%	
食道癌 992	13%	33%	
胰臟癌 532	3%	6%	
其他癌症 2,396	41%	62%	

五年觀察存活率

癌症新藥的開發，確實改變了不少病人的生命。這些新藥因為與基因有關，多半不是對所有病人都有用處，如果新藥用在對的病人身上，就能夠救命，如果新藥用在不對的病人身上，就是很嚴重的資源浪費。所以，提供正確的醫療就很重要了！

因此，在 2013 年，比臺灣更早使用癌症新藥的美國，就面臨昂貴的癌症新藥造成不少病人就醫的障礙，甚至面臨因病而破產的危機。當時，歐巴馬總統的醫療顧問，也是醫學倫理學者及癌症專家伊曼紐爾（Ezekiel Emanuel），他也是 2020 年 6 月出版的新書《哪一個國家的健保最好？》（*Which Country Has the World's Best Health Care?*）的作者，就與二十位美國癌症醫學界的領導人共同研議後，發表了一份〈癌症醫療給付政策改革〉的建議，希望能夠號召所有參與癌症照護的醫療人員，一起思考，如何在不增加美國健康保險的醫療費用的前提下，改善癌症醫療的成效。

其思考方向包括：

▶ **對於每一位癌症病人的照護，以包裹式定額給付。目標是以最少的醫療資源，達到最高的醫療成效。**

　　目前的狀況是，提供給病人醫療時，只有醫師及醫院知道健保支付給他的費用的內容，其他人則一無所知。但是，大多數醫師卻不知道，與他的同儕比較，他的病人的醫療成效，到底是比較好？還是差很多？

　　因此，需要建立成效評估與監控機制，以及重新建立「把誘因放在對的地方」的支付制度，獎勵醫師以爭取最高的醫療成效，而不是最高的利潤為目標。

▶ **提供更人性化、更體貼、更周到的癌症醫療。**

　　譬如，先了解病人經常會發生的副作用、併發症等的問題，設法預防他們的發生，或降低嚴重度，以避免病人經常跑急診處或住院。同時，更完善晚期病人的照護。如此，不但能提升醫療品質，而且能減少醫療資源的浪費。

　　以良好的誘因，鼓勵醫療人員積極去做，能夠減少對病人沒有好處的檢驗、檢查、以及治療的臨床研究，來減少醫療資源的濫用與浪費。個人認為，在制定包裹式定額給付時，給付一定要經過成本精算，才能鼓勵醫師做對的事。

　　以上，都是減緩和信醫院發展的路障。但是，我們已

經在這些挫折中，走過三十年，所以，應該更有勇氣與信心，去創造更偉大的未來！

從治療癌症到預防癌症

未來三十年要做什麼？

我們在癌症診斷與治療方面的表現非常優異，這是我們的專長。我們除了繼續在這一方面要持續不斷地力求精進外，我們該做什麼更重要、更有效的事？知名的非營利醫療系統 CHRISTUS Health 副總裁馬尼斯（Jonathan Manis）說：「如今的人們，期望醫療機構能預測和預防疾病，而不僅是診斷和治療。」（Today's [citizens] expect health care institution to predict and prevent, not just diagnose and treat.）

在臺灣，百分之四十的慢性病，以及八種癌症（肺癌、肝癌、胃癌、頭頸癌、膀胱癌、子宮頸癌、鼻咽癌、皮膚癌）都是可以預防的，我們要設法從治療回推到發病前的健康狀態（疾病、亞健康、健康）。我們最初推動癌症的早期診斷，以及正確的治療的同時，也很注意癌症病人慢性共病的照護，如此病人才能獲得遠高於其他醫院的存活率。

接著，當病人累積了一定的數目的時候，我們則細心追蹤，及時偵測癌症的復發，為病人爭取再次克服癌症的機會。未來，對於這些從癌症康復後的病人，我們要更積極地幫助他們維持健康的生活。

同時，我們除了要維護癌症病人的健康外，也要多做預防疾病發生的工作。例如：對中年以上病友家屬及一般居民，包括院內同事，進行健康促進和預防癌症的措施。就如我們對於癌症病人的治療，有精準而及時的資料蒐集及分析，讓我們不斷地改善治療的方法；提升癌症的治癒率，做預防及健康維護的工作時，也要有精準而及時的資料蒐集及分析，來改善我們照護病人的成效，讓更多的臺灣人民遠離癌症與慢性病，活得久又活得優質。

馬尼斯說：「你必須清楚地知道你是誰，你想成為怎樣的人，並且具備必要的決心。」（You must know what you are, you must know what you want to be, and you must have the determination required to make the change.）。臺灣人民的健康維護是我們最終極的目標，要達到我們的目標，專業的精進（diligence）、創新（innovation）、決心（determination）三項條件缺一不可。

　　我深知我們不同於其他醫院的地方，不是有什麼更特殊的設施或儀器，而是我們一直敦促同事，要更有愛心、更有能力、更小心謹慎、更負責任。

　　展望未來，和信醫院主張把「癌症的預防，降低癌症的發生率」做為醫院的另一個使命。目標既已設定，我們必定全力以赴。期望在未來，我們可以看到漸入佳境的輝煌成果。

〈後記〉

死亡告訴我們的那些事

前言：本書編採策畫人李國芬，在籌備本書過程中，不幸因病離世。遺憾未能看到這本書的完成，因此由哥哥李宗明，代為撰寫〈後記〉，以慰一個認真美好的女子在天之靈。

✦✦✦✦✦✦✦✦✦✦✦✦✦✦✦✦✦✦✦✦✦✦✦✦✦

有一天，我們會再次見面，讓我好好地擁抱妳。

✦✦✦✦✦✦✦✦✦✦✦✦✦✦✦✦✦✦✦✦✦✦✦✦✦

李宗明

（本書編採策畫人李國芬家屬）

國芬在 2020 年 11 月 30 日晚間 9 點 30 分，因肺腺癌病逝於和信醫院，距離她的確診日：2018 年 9 月 21 日，約 2 年 2 個月。

2019 年 11 月，當時疫情尚未發生，我建議她出國走走。她回：想趕快把手上的書寫完，不要有變數。

我勸她：去走走，旅行也工作。

她的回覆：等寫完這本書再說好了，我實在很擔心上帝又打算開什麼玩笑，辜負對方的託付。

這時候，距離她離世剩下約一年的時間。

我說：國芬，上帝要妳怎樣我不知道，別再為別人活，為自己活！

我終究沒有再堅持，她也沒能再出去看看這個世界。

2019 年 12 月 25 日，國芬的五十三歲生日，我傳訊息祝她生日快樂。

她回：謝謝！今早忘了說，請媽媽不要擔心我回家的事，一切如常就好。早點睡，聖誕快樂。

到今天，母親的心從來都沒有真正放下來過。

2020 年 5 月 10 日早上，國芬傳來訊息：

哥，今天 5 點剛過就起床。吃了早餐，拖了很久沒拖的地，手洗了幾件衣服，準備迎接夏天，清理浴室。好像終於有希望擺脫五個月來只進食維生的生活，接近常軌。

心裡的煩躁減輕不少，停擺很久的工作，此刻也有些信心可以重新開始（兩週前鼓起勇氣向業主說明我生病了，希望能另覓他人接手。對方鼓勵我依照自己的節奏繼續，我想事情已經進行一半，要重新再來也很麻煩，我以最後一次受委託工作的心情，答應完成。）

我始終沒問她在為誰寫書或是寫的是什麼書，只是提醒她捎個訊息給母親，因為母親節。

距離她離世大概 6 個月。

2020 年 10 月 14 日，她的主治醫師看她的狀況不是太好，給她換了標靶藥。她傳訊息：

醫師說若有效，兩週左右就會看出來。下週三還是要回診，讓醫師看看情況。醫師留了她的手機給我，要我不舒服就打給她。

我回：很好，謝謝她。

她回我：我的醫師是個單純理工科女生，很善良，聽到我把書都清掉時，還紅了眼眶。我覺得對她很抱歉，其實去圖書館借書也很好。

　　這一天，距離 11 月 30 日只剩四十六天，我不知道國芬在去世前有沒有真正謝過陳竹筠醫師，這位國芬稱說的單純理工女生，在國芬的最後這一段時間裡，給了我們很多的溫暖。

　　後來，國芬在最喜歡的季節裡告別，過程中沒有太多的糾纏，符合她不願意麻煩別人的個性。那天晚上，臺北下了些雨，有點涼意，臺北城出奇的安靜，國芬的大體順利地移靈到二殯安置。而一直放不下的這本書，留下了未完成的部分，牽引我們遇見美珍的緣分，善良的美珍接下這本書的末棒。

　　2020 年 12 月 16 日，國芬離世後的第十六天。帶母親約了國芬生前好友——蒨怡與袁青夫婦在遠東飯店見面。母親希望從國芬的好友處知道一些關於國芬的事。臺北溫度低，疫情平穩低調。第一次見面，袁青的淚不停地流，我看到了母親的衰弱。心卻羨慕妹妹，有這麼好的朋友。

　　給國芬送行，心理上樂於見到自小相依的妹妹從病體解脫，靈魂得以自在，卻也必須割捨這一世和她的連結，

其間的不捨和遺憾都是撕心裂肺的痛。知道她要遠行，這世間的緣分將逐漸淡出，卻又期待可能的蛛絲馬跡，能夠傳達對她思念的心情。死亡告訴我們很多事，看來必須用剩下的日子去消化。

這本書，是國芬最後的文字，就如她所說，是最後一次委託。

遠光中走來，你一身晴朗，

身旁那麼多人，可世界不聲不響。

〈附錄一〉

醫學生問答集

　　每年都有醫學生到和信醫院實習,致力醫學教育是院內所有醫師的使命。這裡收錄了從院長到其他醫師,與醫學生問答的書信集,以及學生在實習報告中提出的疑問。

◇◇◇◇◇◇◇◇◇◇◇◇◇◇◇◇◇◇◇◇◇◇◇◇◇◇◇◇◇◇◇

書信問答:

黃教授您好:

　　我是高雄醫學院醫學系五年級的學生吳保樹。

　　非常謝謝您上次在百忙中回信,並送我一本王智弘醫師在美國行醫求學的書。雖然內容都是很生活化、寫實化地將他在哈佛及舊金山醫院學習的經驗寫出來。這些在醫院中,卻幾乎是每天都會上演的事,尤其現在我正在醫院見習,讀來格外心有戚戚焉,謝謝教授送我這麼一本生動

而發人深省的書。

記得去年教授來高醫演講時，曾經鼓勵我們在醫學生階段，可以早點訂下目標和決定未來的路，而對我來說，我對基礎醫學一直有著濃厚的興趣，尤其是 pathology（病理學）和 developmental biology（發育生物學）。我覺得 pathology 扮演著基礎和臨床醫學間橋梁的角色，解釋疾病的成因、發展過程，提供了治療疾病的學理基礎；而 developmental biology 研究細胞如何分化、表現功能和如何從受精卵發育成個體的過程。而癌細胞就是不受控制地增長，細胞失去了正常的調控，好像回到原始胚胎期未分化的細胞一樣，而近年來更加入了 molecular biology（分子生物學）、genetics（遺傳學）等工具，讓我們更能揭開疾病的成因，我相信我們若能在這些基礎知識多下功夫，一些醫學的重大問題，像癌症、老化、器官再生等，都可以有突破。這也是我對這些領域有著濃厚興趣的原因之一。

去年我也加入 American Society for Developmental Biology（SDB）成為學生會員，希望將來能在相關領域上有所貢獻。

這裡有一件事想請問教授，因為今年我有一個多月左右的暑假，不知道我能不能有這個機會利用假期，到和信

醫院如病理科或相關部門，做暑假見習的工作？在高醫兩年
見習和一年 intern 時期，都沒有安排到病理科實習的機會。
而在癌症中的病理分期，對治療方針有決定性的影響，因此
我希望有機會到病理科學習一些實驗技巧、相關知識，或
參加晨會、迴診教學等，想請問教授方不方便呢？謝謝！

　　最後祝您　龍年事事順利

　　　　　　　　　　　　高雄醫學大學醫學系五年級

　　　　　　　　　　　　吳保樹 敬上 89.2

吳同學：

　　您好！

　　謝謝你的來信，我已經將你希望到病理科實習的構想
轉達給病理科主任楊彰師醫師，他覺得只要是有學習動機
的醫學生，他都願意指導他。你可以主動和他聯絡，做進
一步的實習規劃。

　　祝　新年如意

　　　　　　　　　　　　　　　　　　黃達夫

黃院長您好：

　　我是高雄醫學大學醫學系六年級的學生吳保樹，上個月利用暑假來和信醫院病理檢驗科見習一個月。感謝院長及病檢科楊主任的幫助，讓我學習了許多有形與無形的知識。

　　去年底來和信醫院參加「血管攝影研討會」，就對和信這所與臺灣其他大型醫療機構與眾不同的治癌中心，留下了深刻的印象。這次來病檢科見習一個月，藉由參與院內的各項活動：如晨會、整合各專科的不同癌症團隊、十週年院慶、專題演講等，使我對和信醫院有更深入的了解。

　　其中最讓我深感佩服的是，在和信醫院各專科之間的團隊，合作得非常密切，彼此並沒有明顯的界線，完全以治療病人、提供病人最佳的治療結果與生活品質為考量。

　　而我也承蒙楊主任的厚愛，在鄭瑞雄醫師及李明媛醫師的指導下，有機會在晨會上向各位前輩報告乳癌基因的概況。我學習了如何從找文獻，整理出有條理的內容，到電腦文書的應用，做出一份 seminar，真的收穫豐富。而且這是我第一次在臺上向這麼多位醫師報告，非常感激和信醫院給予我這個機會。明年寒假希望能再回和信醫院實習！

　　……再次感謝和信醫院給我的學習機會，讓我度過醫

學生涯中最充實愉快的暑假！

　　　　　　　　　　　　　　　學生　吳保樹　敬上

◇ ◇

實習報告問答：

黃院長您好：

　　……我真的是很認同這個醫院的理念，我也覺得這個理念應該推廣，可是推動理想時，如果能兼顧現實面的問題，也許更能使一個好的理念被接受吧！

　　　　　　　　　　　　　　　學生　洪世文

洪同學：您好！

　　謝謝您的意見與 feedback，也讓我們有機會回答您一些問題。

　　對於 physical examination（身體診察）的教學，我們認為應該是進入臨床教育的第一步。學生們在進入臨床工作以前，應該已經具備這個技能。如果有不足的地方，當然我們可以與陽明醫學院教務部溝通，請他們在這方面為學生

做好準備。在和信醫院期間，我們也可以在這方面加強。

長久以來，因為國內臨床教育制度的偏差，使得國內的醫學生對臨床教育，也有偏重專科治療的不正確觀念。

最近教育部醫事委員會與衛生署醫政處共同決定將醫學院七年改為六年，住院醫師第一年一律接受一般內科（primary care）訓練，第二年一律接受一般外科訓練，就是想要改正過去醫學教育的錯誤。正確的臨床醫學訓練程序是：(1) 先學會照顧病人，(2) 再學習治療病人。因此在進入次專科以前，最要緊的是先學好：(1) 如何對待病人，如何 (2) 問病史，如何 (3) 做全身的評估，(4) 然後把病史和身體診察的結果（physical findings）串接起來，做初步的診斷（differential diagnoses），(5) 再選擇（不是亂槍打鳥）要做哪些檢驗來確診。這樣的操練做得愈多，做醫師的功力就愈高，將來不管是專精哪一門專科，都可以用同樣的思考邏輯來做判斷，及解決問題。

臨床醫學包括：(1)「照顧」和 (2)「治療」兩個同等重要的部分。照顧方面除了心理層面的照顧外，照顧身體層面的基本原則概括：(1) 生命跡象的監視，(2) 水分、電解質的調整，(3) 保持血液循環的正常運作，(4) 呼吸系統的暢通，以及 (5) 營養的平衡等。在照顧病人時，也可以

約略了解不同疾病的治療方法。這種基本的臨床照顧能力應該是所有醫師都必須具備的，而且可以應用在所有的疾病上。

至於治療方面的學習，則應該是在專科化後，再去深入了解該專科疾病的全盤知識和技術。然而，因為國內的醫學教育一向偏重專科知識和技術的傳授，所以，國內的醫師普遍缺乏最基本的、照顧病人的敏感度和應變能力。一個好的教學醫院，應該教導住院醫師為住院病人做診斷和解決問題的方法，一般說來，在和信醫院住院的癌症病人，往往都有與癌症無關或有關的多種器官失能的問題。

在癌症醫院服務的一般內科住院醫師，主要的工作是照顧病人，讓病人的生命跡象穩定下來，而不是治療癌症。不可否認的，癌症病人的問題都比較複雜，因而，照顧起來也比較困難。但是，當你學會了如何照顧困難的病人時，簡單的問題就更駕輕就熟了。

從事醫療工作者的職責，就是要提供病人最貼切的照顧。為了要達到這個目標，醫療工作就不可能像在生產線上工作的勞工一樣，有一定且規律的上下班時間，他們的責任比較重，工作時間也比較長。從事醫療工作者，都應該有這樣的認知。我認為醫師的工作是一份需要有使命感

的志業，而不是一份餬口的工作。因而，在任何一個社會
中，也只有少數人適合從事醫療工作。在一個民主的社會
裡，每一個人都有選擇職業的自由。如果，睜著眼睛選擇
了醫療工作，就肩負了照顧生命的重責大任，那麼，苦其
心志、勞其筋骨只是必經的準備過程。如果，醫師的學習
與訓練不夠嚴謹，知識與能力不足的話，病人的安全就沒
有保障了！

　祝　新年快樂

黃達夫

2000 年 12 月 4 日

◇◇◇◇◇◇◇◇◇◇◇◇◇◇◇◇◇◇◇◇◇◇◇◇◇◇◇◇◇

電子郵件問答：

寄件者：chongzhi

收件者：陳呈峰（醫師）Cheng Feng Chen

　　老師好久不見。今天值班幫一床病人換藥。一見到
面，他就開始指使我要用什麼方式。一開始直覺這位病人
很機車，後來想起老師教我：「病人才是你最好的老師。」

我就聽從他的話，最後還跟他說謝謝他的教導，他也很滿意，比了個讚的手勢給我，讓我想起老師教我的東西，還真的是常常可以拿出來用。

最近剛剛升大七第二個月，不曉得為什麼覺得對未來的路更迷茫。開始在想當外科醫師的這路上動搖。

寄件者：陳呈峰 Cheng Feng Chen
收件者：chongzhi

收到你的信，很高興，更高興聽到學生說，我教他們的東西是有用的……我希望我教你們的東西，是可以讓你被病人、被你的老師、同事稱讚，讓你們在以後當 intern, resident（住院醫師），attending（主治醫師）時，都會讓你的上司、你的病人喜歡你。

從來信中，可以推測你本來是喜歡外科的。但是，近來一定是有什麼問題讓你動搖了。我最希望的是，你的未來是快樂的，其次是，當一個醫師是快樂的，是不是當外科醫師，並非重要的因素，但卻是一個很重要的抉擇……

選擇科別是你們現在非常重要的一件事情，strength,

passion, meaning 是三個重要因素，而其中我以為 passion 是最重要的。除此之外，現實生活上的因素，也會產生一些限制，但是這些限制，常常就是造成你以後總是覺得，有個夢想沒有去做的原因。

可是，人就是活在現實中，有時不得不對現實妥協。

假如你可以當一個快樂的醫師，但卻不是一個快樂的人，那也是不完美的。

是什麼事讓你對未來的路覺得迷惘呢？可以找好朋友聊聊，也可以找長輩談談。若願意來問我，我一定會很高興，也會盡力提供自己的經驗給你參考。

寫信時，腦中就出現去年青澀的你，現在一定更像一個醫師了。

呈峰

寄件者：chongzhi
收件者：陳呈峰 Cheng Feng Chen

老師，你是我在這幾年醫學院裡面遇到，最讓我感動的老師。

　　首先，老師對於教育的方式，顯然有認真研究如何成為一個教育者，再來是，成為一個醫學教育者……

　　我喜歡老師一個最大的特質，就是老師永遠都沉醉在自己的信念、價值觀，不太受到這個社會形形色色的現實問題所干擾。專心為學生，為病人付出著想，實在是我敬佩的地方。

　　在和信醫院實習這幾個月，我看了形形色色的人……我不喜歡虛偽的人，不喜歡制式化的功課，不喜歡浪費時間在制式化的作業當中……當然我很不願意造假，不過我應當能夠理解這個社會的遊戲規則，學會了不做就不要抱怨。

　　最近碰到這位病人的個案，她是我在這實習過程中，第一個遇到即將死亡的病人，第一次見證被宣告可能會無藥可救的病人。我很好奇，老師在第一次門診中曾經安慰她，後來到底要怎麼讓她接受這個消息。死亡為何可以在我們口中說得如此輕鬆？畢竟你我從來沒有面對過死亡。我怎麼可以奉勸一個人好好去面對死亡呢？她很特別的原因，是她目前並未受到折磨，不像其他的病人死亡也許是一種解脫……

　　我沒有走進她的病房，告訴她我知道她的故事。我以

現在的人生，試著去探索她目前面對死亡的恐懼。我想要告訴她，要好好的和家人（媽媽）過剩下的人生，不管有沒有生病。

我有的時候會認為，書上說的道理，在現實中全然無法應用，到底是為什麼？顯然我還沒有答案，但我希望可以在老師身上得到答案。「生命因為死亡而可愛」，在我們耳朵裡面聽起來多麼有意義的一句話，為什麼我不能在一個垂死的病人身上應用？我不敢進去她的病房，是因為我都無法說明什麼是死亡，我要如何說服她接受死亡。

另外，我想問老師，有時候在這個社會，看到與自己價值觀相異的事情的時候，要怎麼想？

寄件者：陳呈峰 Cheng Feng Chen
收件者：chongzhi

謝謝你問我這麼沉重的問題。會問這類的問題，表示你對生命是很認真思考的。你不想因應事情來過日子，你想對自己的生命有一個方向、有一個指引，而不是隨著大眾的掌聲起舞。你想過的是馬斯洛（Abraham Maslow）第五

層的人生，而不是一般人所追求的第四層的人生。

不過第五層的人生並不是很好過的，你必須有很清楚的人生觀，很清楚你自己重視的是什麼，要放棄的是什麼。一般像你這麼優秀的人，想追求什麼，大概都能有很好的成果。問題是繽紛的人世間，能追求的東西太多了，假如你沒有排好你自己的價值先後，你會常常忙於追求，羨慕別人的成果，而忽略了自己的重心。等到生活不平衡了，才猛然驚覺自己浪費了很多美好的時光。但是在你有很堅定的人生觀時，也會出現你所問的問題。

看到與自己價值觀相異的事情的時候，要怎麼想？

每個人的際遇、成長環境都不相同，這些都會造就不同的價值觀、不同的立場，很難去比對錯、分高下。問題在於自己怎麼看自己。

至於看別人，我的想法是，一件事情可以有很多不同的面向，我們只看到自己看得到的那一面，別人也有他看到的一面，要能有心、有智慧去看到別人的立場，是很棒的人。至少我會試著去尊重別人、體諒別人，心存厚道。想想別人會這麼想、這麼做，一定也有他的原因，有他的環境。這樣不只對別人不會那麼刻薄，更重要的是，也比較不會讓自己生悶氣，和人相處也會比較好過。

　　但是，我並不是說事情沒有是非、沒有好壞。你認識我三個月了，應該很清楚我很有自己的看法，也很能看出別人的好壞。我也很願意和別人分享我的看法，只是我不會只覺得自己一定對。

　　有時候，對的答案可以有好幾種。有時候，我也會錯。有時，聽別人的見解也是很享受的事。而若能幫別人想出他錯的原因，也是很不容易的事。更難的是，如何讓人家能快快樂樂地發現自己的錯，而轉念，而不是很難堪的情境下受攻擊。結論是，對事可以很清楚的分辨，對人要尊重。

　　……當醫師是一個很有福氣的行業，你只要願意關心病人，病人就非常感激你。問題是，有時候要關心人並不是很容易的事，有很多要學習的能力。

　　這三個月你學得非常好，制式的東西也有它的功用。但是背後的精神更是重要。你能學到重要的精神，制式的外形也就無所謂了。

　　希望你能繼續享受醫學的人生。

　　　　　　　　　　　　　　　　　　　　　　　呈峰

〈附錄二〉

和信醫院三十年大事紀

1988 年：

▶ 美國杜克大學醫學院黃達夫教授，首次邀請辜振甫、
辜濂松、李國鼎、蔣彥士諸位先生聚會，積極發起籌
設一所對於癌症診治有長期發展計畫、有全人照護精
神之癌症中心。

1989 年：

▶ 行政院衛生署（現衛生福利部）核准設立「財團法人
辜公亮基金會孫逸仙治癌中心醫院」，初期租借臺北
市仁愛醫院 8 樓與 10 樓。

▶ 召開第一屆第一次董事會，敦請辜振甫先生擔任董事
長，敦聘中央研究院宋瑞樓院士為院長，黃達夫教授
為執行長。

1990 年：

▶ 和信醫院與臺大醫學院、臺北榮民總醫院、市立仁愛
醫院簽訂教學合作契約，接受他院之內科、外科、婦
科住院醫師來院接受癌症專科訓練。

▶ 3 月 1 日本院正式成立，4 月 2 日開始在仁愛路院區
提供診療服務。

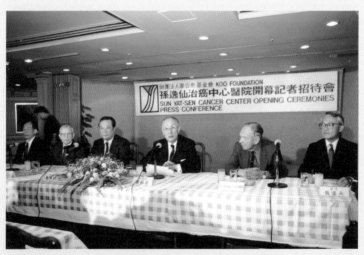

1990 年 2 月 28 日，醫院開幕前記者會。左起：宋瑞樓院長、杜克大學榮譽
教授蘭德斯（R. Wayne Rundles）博士、辜濂松董事、辜振甫董事長、諾貝爾
生理醫學獎得主希欽斯（George Hitchings）博士、黃達夫執行長。
（和信醫院提供）

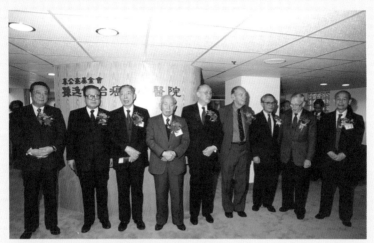

1990 年 3 月 1 日，醫院開幕。左起：辜濂松、蔣彥士、李國鼎、黃少谷、
辜振甫、希欽斯、黃達夫、蘭德斯、宋瑞樓。
（和信醫院提供）

1991 年：

▶ 首次參加臺灣地區醫院評鑑，經衛生署及教育部評定
　　為癌症專科教學醫院。

1992 年：

▶ 通過腫瘤內科、放射診斷科、放射腫瘤科為專科醫師
　　訓練醫院，開始住院醫師、專研醫師之培訓工作。

1993 年：

▶ 於臺北市北投區立德路舉行新院區動土典禮。

1994 年：

▶ 第二次參加醫院評鑑，評定為特殊功能癌症教學醫院。

1995 年：

▶ 建置癌症專科護理師照顧制度。

1996 年：

▶ 舉行「熱愛生命，關懷入微」癌症系列醫學講座。

▶ 本院與法國古斯塔夫魯西癌症中心醫院（Gustave Roussy）
簽訂學術合作與人才交流備忘錄。

1997 年：

▶ 本院由仁愛路院區遷至臺北市北投區立德路現址。

▶ 本院與國立陽明大學簽訂醫療教學合作。

▶ 參與美國馬里蘭州醫院協會（Maryland Hospital Association）
所舉辦的醫療品質指標計畫（Quality Indicator Project）。

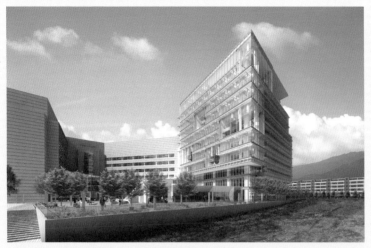

和信治癌中心醫院外觀。（和信醫院提供）

1998 年：

▶ 正式更名為「財團法人辜公亮基金會和信治癌中心醫院」，敦聘黃達夫教授擔任院長。

▶「蔣宋美齡兒童血癌研究中心」正式啟用。

1999 年：

▶ 辜顏碧霞女士捐贈兒童遊戲室 Happy House 正式啟用。

▶ 創辦「周邊置入中心靜脈導管」（Peripherally Inserted Central Catheter, PICC）置入與照護，開辦導管注射照護訓練。

2000 年：

▶ 本院協助衛生署擬定「補助設置全方位癌症防治中心」標準。

▶ 完成首例血液幹細胞移植與首例兒童血液幹細胞移植。

▶ 設置甲狀腺癌放射碘 -131 治療病房。

2001 年：

▶ 本院協助國家擬訂「癌症防治法」草案。

▶ 本院協助國家擬訂「區域性多功能癌症防治中心」評估計畫。

▶ 宋瑞樓榮譽院長獲第一屆總統科學獎（生命科學組）。

▶ 本院協助健保署研擬「全民健康保險乳癌病人醫療給付改善方案試辦計畫——乳癌試辦計畫」。

▶ 執行乳癌試辦計畫。建立乳癌個案管理模式，訓練個案管理師（care manager），為國內第一家將個案管理模式運用於癌症病人照護的醫院。

2002 年：

▶ 本院接受「中國合成橡膠股份有限公司」委託進行肝癌、鼻咽癌、口腔鱗狀上皮細胞癌、胰臟及膽管癌的

癌症基因表現樣式（gene expression profiling）與開發癌症
診斷及治療方法研究。

2003 年：

▶ 本院協助衛生署及醫療品質策進會舉辦「畢業後一般
　 醫學訓練指導教師研習營——以病人為中心之醫療」。
▶ 成立安寧志工，陪伴末期病人及家屬。

2004 年：

▶ 本院通過美國血庫學會（American Association of Blood Banks）
　 評鑑，為全亞洲第一家經過美國血庫學會認證核可之
　 臍帶血銀行。

2005 年：

▶ 婦女整合門診開幕。
▶ 成立乳癌病友之「和信紫羅蘭關懷聯誼會」與大腸直
　 腸癌、頭頸癌、血癌、骨髓移植病友團體。

2006 年：

▶ 本院與國立陽明大學醫學院建教合作，設立陽明建教
　 合作推展中心，展開醫學生訓練計畫。

2007 年：

▶ 首次參加並通過國際醫院評鑑（Joint Commission International Accreditation , JCIA）。

▶ 全面執行門診、住院病人的情緒困擾篩選，關心全院病人社會心理需求。

2008 年：

▶ 修正本院名稱為「醫療財團法人辜公亮基金會和信治癌中心醫院」。

▶ 一般醫學教學門診啟用。

▶ 舉辦臺裔美國醫學教育學者訪臺學術研討會。

2009 年：

▶ 訓練進階護理師，以拓展護理專業角色，成立全臺灣第一個癌症病人長期追蹤照護計畫。

▶ 成立弱勢團體捐助小組，醫院每年從收入中，提列等同員工一日薪資所得之金額，協助進行長期弱勢團體扶助計畫。

2010 年：

▶ 設置初診服務中心，提供整合性服務，在單一地點提供病人報到、病歷製作、護理評估與環境介紹的整合型初診照護服務。

▶ 成立甲狀腺癌病友團體、病友登山隊。

2011 年：

▶ 本院教育研究大樓興建工程開工，設立宋瑞樓教育研究中心。

▶ 第二次通過國際醫院評鑑（JCIA）。

▶ 成立癌症資源整合中心。

2012 年：

▶ 本院與臺東、埔里、宜蘭等各縣市醫療院所合作，發展遠距醫療服務網。

▶ 啟動和信醫院與臺東基督教醫院癌症照護「無縫接軌」計畫。

▶ 成立病友歡樂鐵騎隊。

2013 年：

▶ 血液幹細胞移植病房擴大新建。

▶ 成立膀胱癌病友團體。

2014 年：

▶ 第三次通過國際醫院評鑑（JCIA）。

▶ 設立長期追蹤多科整合門診。

2015 年：

▶ 門診治療中心導入自動調配藥櫃系統。

▶ 設置達文西機械手臂系統（da Vinci Robotic Surgical System）。

2016 年：

▶ 成立緩和醫療專區，提升安寧病人照護品質。

2017 年：

▶ 第四次通過國際醫院評鑑（JCIA）。

2018 年：

▶ 本院教育研究大樓「宋瑞樓教育研究中心」落成啟
　用。

2019 年：

▶ 成立預立醫療照護諮商門診，依病人自主權利法，協
　助意願人預立醫療決定。

▶ 設立健康醫學中心，提供健康醫學門診與健康管理服
　務。

2020 年：

▶ 本院將「健康促進」加入和信治癌中心醫院的使命。

▶ 住院導入自動調配藥櫃，成為臺灣第一家全院使用自
　動調配藥櫃的醫院。

健康生活 198

改變生命的故事

三十過往，只是序章

作者 —— 黃達夫醫學教育促進基金會
文字整理 —— 李國芬、丘美珍

總編輯 —— 吳佩穎
編輯顧問暨責任編輯 —— 林榮崧
封面設計暨美術編輯 —— 江儀玲

出版者 —— 遠見天下文化出版股份有限公司
創辦人 —— 高希均、王力行
遠見・天下文化 事業群董事長 —— 高希均
事業群發行人／CEO —— 王力行
天下文化社長 —— 林天來
天下文化總經理 —— 林芳燕
國際事務開發部兼版權中心總監 —— 潘欣
法律顧問 —— 理律法律事務所陳長文律師
著作權顧問 —— 魏啟翔律師
社址 —— 台北市 104 松江路 93 巷 1 號 2 樓
讀者服務專線 —— 02-2662-0012 ｜ 傳真 —— 02-2662-0007, 02-2662-0009
電子郵件信箱 —— cwpc@cwgv.com.tw
直接郵撥帳號 —— 1326703-6 號 遠見天下文化出版股份有限公司
排版廠 —— 極翔企業有限公司
製版廠 —— 東豪印刷事業有限公司
印刷廠 —— 柏晧彩色印刷有限公司
裝訂廠 —— 聿成裝訂股份有限公司
登記證 —— 局版台業字第 2517 號
總經銷 —— 大和書報圖書股份有限公司 電話／02-8990-2588
出版日期 —— 2021 年 12 月 24 日第一版第 1 次印行

定價 —— NT450 元
書號 —— BGH198
ISBN —— 9789865254087
EISBN —— 9789865254148（EPUB）；9789865254131（PDF）

天下文化書坊 —— http://www.bookzone.com.tw

國家圖書館出版品預行編目(CIP)資料

改變生命的故事：三十過往,只是序章/黃
達夫醫學教育促進基金會著. -- 第一版. --
臺北市:遠見天下文化出版股份有限公司,
2021.12
面; 公分.--（健康生活;198）
ISBN 978-986-525-408-7（平裝）

1.病醫關係 2.醫療服務 3.醫學教育

419.47 110020865

天下文化
BELIEVE IN READING